中华人民共和国海船船员培训合格证考试培训教材

船舶精通急救

中国海事服务中心组织编写
中华人民共和国海事局审定

大连海事大学出版社
人民交通出版社

图书在版编目(CIP)数据

船舶精通急救 / 方庆安主编. —大连：大连海事大学出版社；北京：人民交通出版社，2012.8(2023.6 重印)
中华人民共和国海船船员培训合格证考试培训教材
ISBN 978-7-5632-2720-4

Ⅰ. ①船… Ⅱ. ①方… Ⅲ. ①船员-急救-技术培训-教材 Ⅳ. ①R83

中国版本图书馆 CIP 数据核字(2012)第 202835 号

责任编辑：	王桂云
封面设计：	王　艳
版式设计：	王　艳　莹　莹
责任校对：	阮琳涵

出 版 者：	大连海事大学出版社
地址：	大连市黄浦路 523 号
邮编：	116026
电话：	电话：0411-84729665(营销部)　84729480(总编室)
网址：	http://press.dlmu.edu.cn
邮箱：	E-mail：dmupress@dlmu.edu.cn
印 刷 者：	大连金华光彩色印刷有限公司
发 行 者：	大连海事大学出版社

幅面尺寸：	184mm×260mm
印　　张：	11
字　　数：	248 千

出版时间：	2012 年 8 月第 1 版
印刷时间：	2023 年 6 月第 16 次印刷
书　　号：	ISBN 978-7-5632-2720-4
定　　价：	62.00 元(含光盘)

编委会成员

前言

《中华人民共和国海船船员培训合格证书签发管理办法》已于2012年3月1日起生效，新的《中华人民共和国海船船员培训合格证考试大纲》也将于2012年7月1日开始实施。为了更好地指导帮助船员进行适任考试前的培训，进一步提高船员适任水平，在交通运输部海事局领导下，中国海事服务中心组织全国有丰富教学、培训经验和航海实际经验的专家共同编写了与《中华人民共和国海船船员培训合格证考试大纲》相适应的培训教材。本教材编写依据STCW公约马尼拉修正案，采用图文并茂的形式，改变了长期以来以文字为主的教材编写方式。本套教材的创新模式对今后的船员专业和特殊培训具有重要的指导意义。

本套教材知识点紧扣考试大纲，具有权威、准确、系统、实用的特点，重点突出船员在专业和特殊培训并结合航海实践中需掌握的知识，旨在培养船员具备在实践中应用知识的能力，并可作为工具书帮助船员上船工作使用。

本套教材由基本安全、救生艇筏和救助艇操作与管理、快速救助艇操作与管理、船舶高级消防、船舶精通急救、船上医护、船舶保安意识与职责、船舶保安员、油船和化学品船货物操作(基本培训适用)、油船货物操作(高级培训适用)、化学品船货物操作(高级培训适用)、液化气船货物操作(基本培训适用)、液化气船货物操作(高级培训适用)、客船操作与管理、大型船舶操纵、高速船操作与管理、船舶装载包装及散装固体危险和有害物质操作与管理组成。

本套教材在编写、出版工作中，得到了各直属海事局、航海院校、海员培训机构、航运企业以及人民交通出版社、大连海事大学出版社等单位的关心和大力支持，特致谢意。

中国海事服务中心

2012年5月

编者的话

本教材是依据《中华人民共和国海船船员培训合格证考试大纲》中的《精通急救考试大纲》以及《精通急救评估大纲和评估规范》的要求编写而成，符合STCW公约马尼拉修正案关于医疗急救的最低适任标准要求，适用于船长、高级船员及其他指定在船上提供急救的船员适任证书考试培训使用。本教材本着“实用、管用、够用”的原则编写，注重理论和实际工作相结合，实用性强，并把相关医学知识的最新进展和概念纳入教材之中，具有时代性和先进性。

本教材分两篇，第一篇为基础理论，共11章，介绍人体解剖生理学、伤病员的病史采集和体格检查、基本护理、船舶药品及器械的使用、消毒与灭菌、外来援助、生命急救的基本技术、常见急症的现场急救、创伤、环境及理化因素损伤、船载有毒货物中毒。第二篇为实操训练，共4个训练科目，介绍心肺复苏术、骨折小夹板固定术、脊柱损伤的搬运、生命体征检查(血压、瞳孔)。

本教材由广东药学院附属第二医院(广州新海医院)方庆安担任主编，张明、冯小玲担任副主编，大连海事大学航海训练与研究中心陈兵担任主审，广东药学院附属第二医院(广州新海医院)方庆安编写了绪论，严共全编写了第一章，黄桑编写了第二章、第七章的第一节、第八章的第三、四、五节和第二篇的实操训练科目一，麦芬兰编写了第三章和第二篇的实操训练科目四中的血压测量，盛平编写了第四章的第一、二、三节，刘志平编写了第四章的第四节和第五章，冯小玲编写了第六章和第二篇的实操训练科目四中的检查瞳孔，杨建惠编写了第七章的第二、三节、第九章和第二篇的实操训练科目二、三，冉守连编写了第八章的第一、二、六节，郭道保编写了第十章，裴广华编写了第十一章。冯小玲负责最后统稿工作。

为了便于读者的学习，在本书的编写过程中力求概念清楚、理论正确、重点突出、条理清晰、文字通顺、理论结合实际，并运用了相关的实例。但由于编者水平有限，时间仓促，不足之处和差错在所难免，竭诚希望前辈、同行和读者批评指正。

编　者

2012年5月

目录

绪论

本教材根据《1978年海员培训、发证和值班标准国际公约马尼拉修正案》中关于医疗急救的强制性最低要求以及中华人民共和国海事局最新修订的《中华人民共和国海船船员培训合格证考试大纲》中《精通医疗急救考试大纲》的要求编写。本节介绍公约对医疗急救的强制性最低要求，以便教师和船员更好理解公约的要求，确保船员通过培训后掌握实际操作动手能力和应对突发事件的应变能力，进一步保障海上人命安全。

一 急救的强制性最低要求

表0–1所示为被指定在船上提供急救的海员的适任标准。

表0–1 医疗急救的最低适任标准

第1栏	第2栏	第3栏	第4栏
适任	知识、理解和熟练	表明适任的方法	评价适任的标准
船上一旦发生意外事故或疾病时立即实施急救	急救箱； 人体的构造和功能； 船上有毒物的危害，包括《危险货物事故医疗急救指南》(MFAG) 或其国家的等效规则的应用； 伤病员的检查； 脊椎损伤； 烧伤、烫伤和热与冷的影响； 骨折、脱臼和肌肉损伤； 被救人员的护理； 无线电医疗建议； 药理学； 消毒； 心脏停跳、溺水和窒息	评估从实际训练中获取的证据	对损伤的可能原因、性质和程度的判断是迅速的、充分的，并与通常急救做法相符 始终将自身和他人的危险降到最低 对伤病员处理是适当的并与公认的急救做法和国际指南相符

1.每个指定在船上提供急救的海员应表明承担附表第1栏所列的任务、职责和责任的适任能力。

2.附表0–1第2栏所列科目的知识水平,应足以能使指定的海员在船上一旦发生可能的事故或疾病时立即采取有效的行动。

3. 每个证书申请人应按照附表第3栏和第4栏所列的表明适任的方法和评价适任的标准,提供已达到所要求适任标准的证据。

二 本培训应达到的教学目标

通过医疗急救专业培训,进一步提高船员的基本素质和专业技能,掌握医疗的急救措施和提高对突发事件的应变能力,掌握心肺复苏术、骨折小夹板固定术、脊柱损伤的搬运、生命体征检查等的具体操作。使船员符合公约以及中华人民共和国海事局所规定的适任要求并能通过考试取得相应的合格证。

第一篇

基础理论

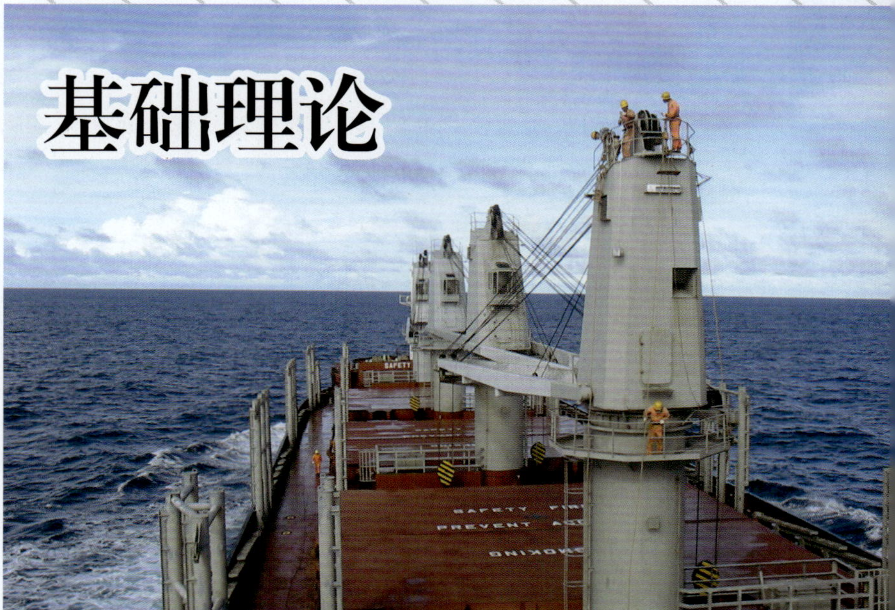

Diyipian Jichu Lilun

第一章 人体解剖生理学

第一节 概 述

要点

人体的基本单位是细胞，人体器官按功能分成九大系统，生命机体有三个基本生理特征，即新陈代谢、兴奋性和生殖。

必备知识

（一）构成人体器官的九大系统

组成人体的基本单位是细胞，大量的细胞构成组织，各种组织组成器官。

人体器官按功能分成九大系统：

1. 运动系统

是人体的动力系统，执行人体的各种运动功能。

2. 消化系统

具有消化食物、吸收营养和排出代谢产物的功能。

3. 呼吸系统

维持人体的呼吸功能，吸进O_2，排出CO_2。

4. 泌尿系统

主要以尿的形式排出体内溶于水的代谢产物，如尿素、尿酸等。

5. 生殖系统

主要执行性生活和生殖繁衍后代的功能。

6. 脉管系统

运送血液和淋巴在体内流动，包括心血管系统和淋巴系统。

7. 神经系统

指挥和协调人体各器官和系统的活动。

8. 内分泌系统

配合神经系统调控各器官和系统的活动。

9. 感觉器

感受机体内、外环境变化和刺激并产生兴奋的器官。

(二)生命的基本特征

生命机体都有三个基本生理特征：新陈代谢、兴奋性和生殖。

1. 新陈代谢

俗话讲“旧的不去，新的不来”，新陈代谢是指新的物质不断替代老的物质的过程。如果新陈代谢一旦停止，生命也就终止了。

2. 兴奋性

机体受到周围环境发生改变的刺激时具有发生反应的能力，称为兴奋性。能引起机体或其组织细胞发生反应的环境变化，称为刺激。刺激引起机体或其组织细胞的代谢改变及其活动变化，称为反应。机体对环境变化作出适当的反应，是机体生存的必要条件。

3.生殖

生命在于繁衍不息，机体具有产生与自己相似子代的功能，称为生殖。任何机体的寿命都是有限的，都要通过繁殖子代来延续种系，所以生殖也是基本生理特征。

第二节　细胞和基本组织

要点

细胞的结构和基本组织的功能。

必备知识

一 细胞

细胞是构成人体形态和机能的基本单位。人体细胞的大小不一，形态也是各种各样，这与其功能以及所处的环境相适应。

(一)细胞的结构

细胞的内部结构(图1-1-1)分为细胞膜、细胞质和细胞核三部分。

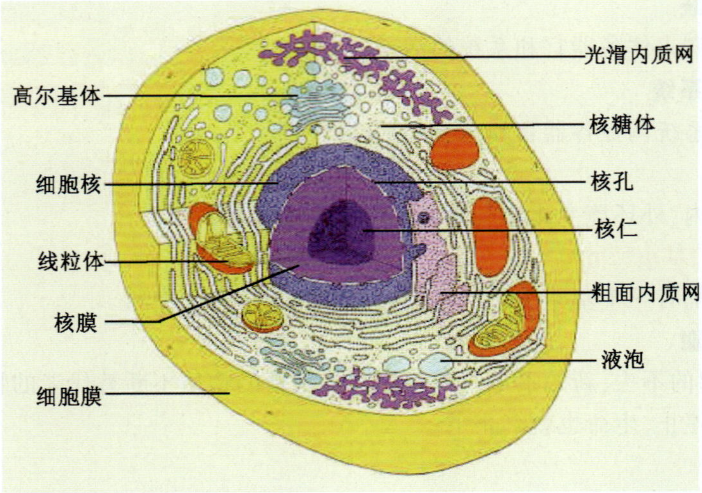

图1-1-1 细胞示意图

(二)细胞的增殖

细胞各组成部分在不断发展变化的基础上还要不断增殖,产生新细胞,以代替衰老、死亡和创伤所损失的细胞,这是机体新陈代谢的表现,也是机体不断生长发育、赖以生存和延续种族的基础。

二 基本组织

(一)上皮组织

大部分上皮组织覆盖在身体表面或衬贴在有腔器官的腔面,称被覆上皮。上皮组织具有保护、分泌、吸收和排泄等功能。

(二)结缔组织

结缔组织由大量的细胞间质和散在其中的细胞组成,主要起支持、连接、营养、保护等多种功能。

(三)肌组织

肌组织(图1-1-2)是由有收缩能力的肌细胞组成,肌细胞又称肌纤维。根据肌细胞的结构和功能特点,可将肌组织分为骨骼肌、心肌和平滑肌三种。

(四)神经组织

神经组织是由神经元(即神经细胞)和神经胶质细胞组成。神经元具有接受刺激、传导神经冲动的作用。神经胶质细胞则是在神经组织内对神经元起着支持、联系、营养、保护等作用。

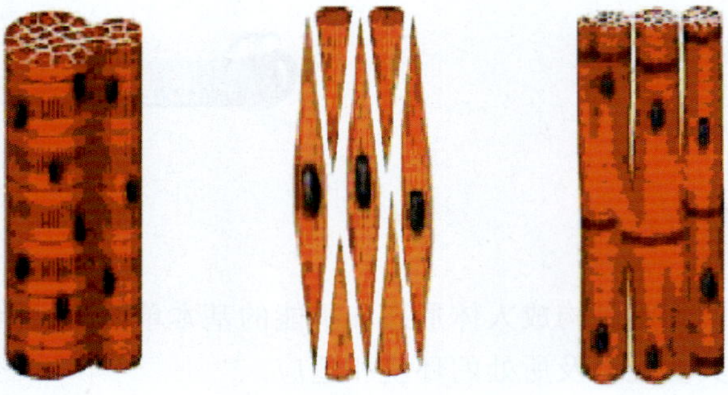

图1-1-2 肌组织模式图

第三节 人体各主要系统的解剖与功能

要点

运动系统、脉管系统、消化系统、呼吸系统、神经系统、内分泌系统、泌尿系统、生殖系统、感觉器的基本结构和生理功能是本节的重点。

必备知识

一 运动系统

运动系统由骨、关节和骨骼肌构成，人体各部位的运动都是在神经系统支配下进行的。

（一）骨骼的分部与组成

成年人体骨骼共有骨206块，按部位不同，可分为躯干骨、四肢骨和颅骨三部分（图1-1-3）。

躯干骨由脊柱、12 对肋骨和胸骨组成（共51块）。

脊椎是躯干背部中央的长形骨柱。它由24块椎骨（颈椎7块、胸椎12块、腰椎5块）和骶骨1块（由5块骶椎融合而成）与尾骨1块（由4块尾椎融合而成）所组成（图1-1-4）。

胸廓由胸椎、12对肋骨和一块胸骨构成，有上、下两口。胸廓内有心、肺、肝和脾等重要器官，起着保护和支持这些器官的作用，并参与呼吸运动。

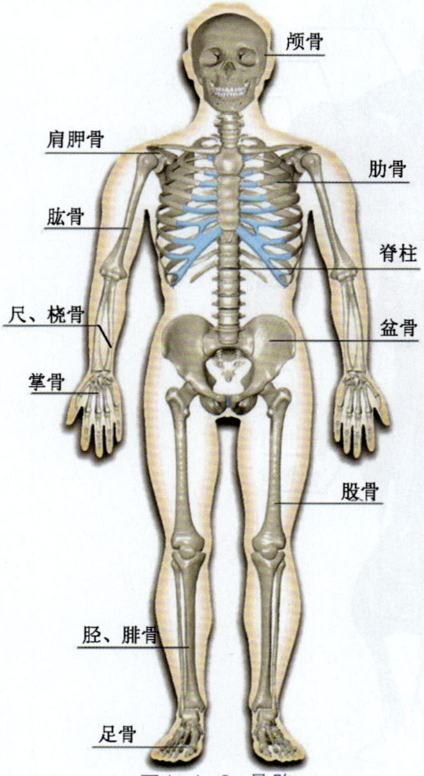

图1-1-3 骨骼

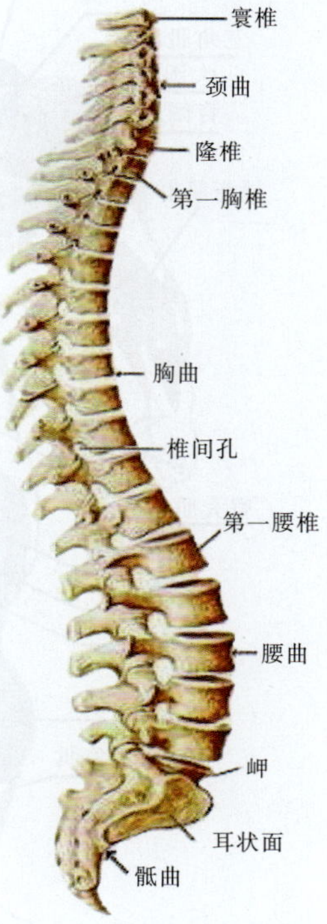

图1-1-4 脊椎

四肢骨包括上肢骨(64 块)及下肢骨(62 块)。

上、下肢在运动功能上分工不同,因此在形态上也有其不同。上肢骨骼形体轻巧,运动灵活;下肢主要功能是支撑体重,便于行走,因而其骨骼形体坚实粗壮。

颅骨由23 块大小、形状不同的骨组成(3 对听小骨未计在内)(图1–1–5)。除下颌骨及舌骨外,其余各骨借缝或软骨牢固相连,起着保护、支持和容纳脑、感觉器官以及消化系统和呼吸系统的起始部分。

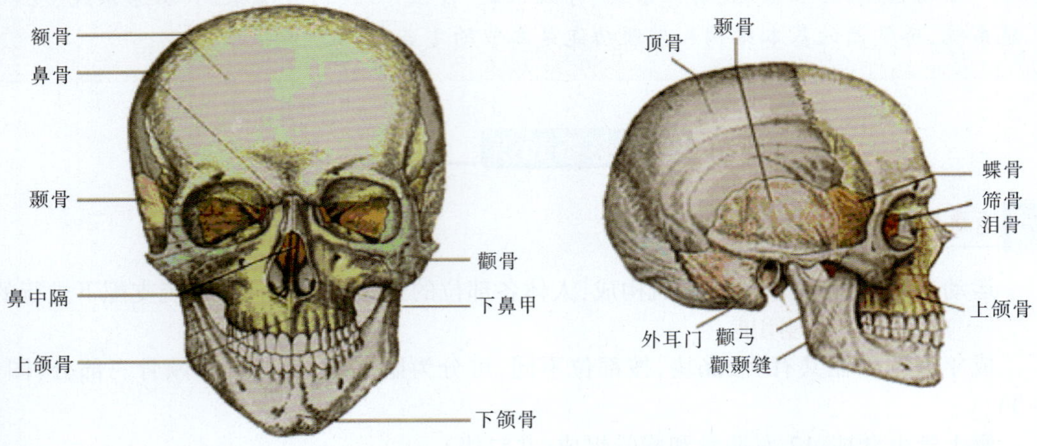

图1–1–5 颅骨

(二)肌肉

人体肌肉分为躯干肌、头肌、上肢肌和下肢肌四部分(图1–1–6)。

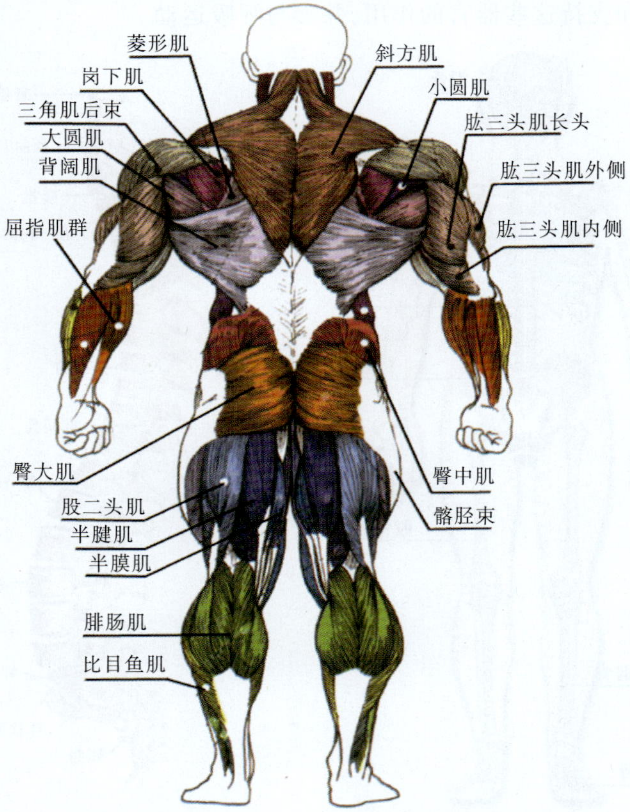

图1–1–6 人体肌肉

1. 躯干肌

躯干肌可分为背肌、颈肌、胸肌、膈肌、腹肌及会阴肌。背肌负责肩部运动并协助上肢的运动以及仰头和维持人体于直立姿势；颈肌负责头和颈的运动；胸肌主要负责呼吸运动；膈肌将胸腔和腹腔分开，并协助呼吸；腹肌协助呼吸、排便和排尿；会阴肌与筋膜则有共同构成盆底的作用，如果损伤，可导致大小便失禁。

2. 头肌

头肌可分为面肌和咀嚼肌两部分。主要作用是使眼、口张开或关闭，维持喜、怒、哀、乐各种面部表情。

3. 四肢肌

四肢肌分为上肢肌和下肢肌。上肢肌负责上肢及手的运动；下肢肌负责下肢和足部运动。

二 脉管系统

脉管系统是封闭的管道系统，分布于人体各部，包括心血管系统和淋巴系统。淋巴管道可视为静脉的辅助管道。

脉管系统的主要功能：①物质运输功能。即将消化系统吸收的营养物质和肺吸收的氧运送到全身器官的组织和细胞，同时将组织和细胞的代谢产物及CO_2运送到肾、肺、皮肤，排出体外。②维持人体内环境理化特性的相对稳定。③机体防御功能。白细胞、淋巴细胞及抗体等能抵御和消灭入侵的病原微生物。④内分泌功能。心肌细胞、血管平滑肌细胞和内皮细胞等可产生和分泌心钠素、肾素、血管紧张素等多种生物活性物质参与机体的功能调节。

(一)心血管系统的组成

心血管系统包括心脏、动脉、毛细血管和静脉。心脏是血液循环的动力器官。动脉将心脏输出的血液运送到全身各器官。静脉则把全身各器官的血液带回心脏。毛细血管是位于小动脉与小静脉间的微细管道，管壁薄，有通透性，是进行物质交换和气体交换的地方。

1. 心脏

心脏位于胸骨后、胸腔内及两肺之间，稍为偏左。主要由心肌构成，是连接动、静脉的枢纽和心血管系统的“动力泵”。心脏有四个腔：左心房、左心室、右心房和右心室。同侧心房和心室借房室口相通。心房接受静脉，心室发出动脉。在房室口和动脉口处均有瓣膜，它们颇似泵的阀门，可顺流而开启，逆流而关闭，保证血液定向流动(图1–1–7)。

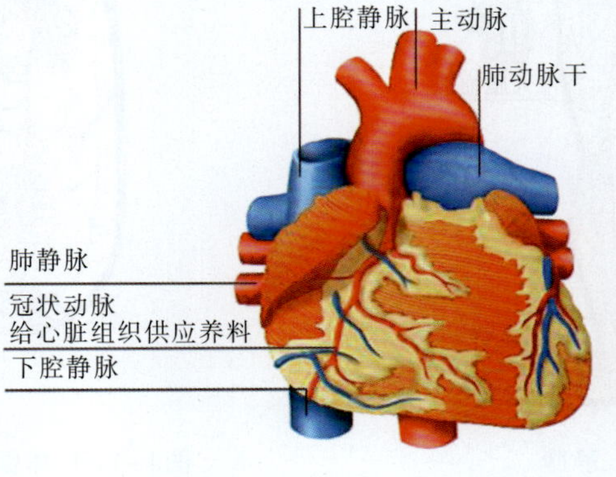

图1–1–7 心脏

2. 动脉

动脉(图1–1–8)是运送血液离心的管道。动脉管壁较厚,膜弹性纤维丰富,有较大的弹性,心室射血时,管壁被动扩张;心室舒张时,管壁弹性回缩,推动血液继续向前流动。动脉在行程中不断分支,越分越细,最后移行为毛细血管。

3. 毛细血管

毛细血管是连接动、静脉末梢间的管道,彼此吻合成网,遍布全身各处。毛细血管数量多,管壁薄,通透性大,管内血流缓慢。其基本功能是实现血液与组织的物质交换。

4. 静脉

静脉(图1–1–8)是运送血液回心的血管。小静脉由毛细血管汇合而成,在向心回流过程中不断接受属支,逐渐汇合成中静脉、大静脉,最后注入心房。与相应的动脉比较,静脉管壁薄、管腔大、弹性小、容血量较大。

根据血液在心血管系中的循环途径和功能不同,可将血液循环分为体循环(大循环)与肺循环(小循环)两部分。体循环把O_2和营养物质运送到身体各部组织,同时又把各部组织在新陈代谢中所产生的CO_2和代谢产物运送到肺和排泄器官。

肺循环血液由右心室射出,经肺动脉及其各级分支,再经肺泡壁毛细血管网,最后经肺静脉回流到左心房。在肺循环中,血液中的CO_2经肺泡排出体外,而吸入肺内的O_2则经肺泡进入血液。

体循环和肺循环(图1–1–9)同时进行,体循环的路程长,流经范围广,以动脉血滋养全身各部,并将全身各部的代谢产物和CO_2运回心脏。

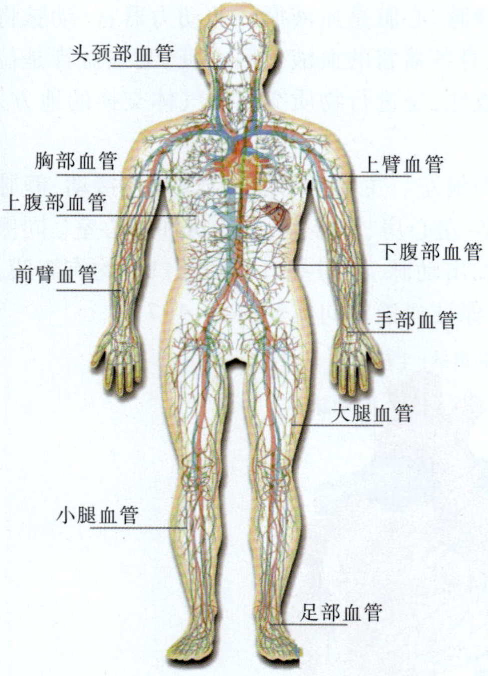

图1–1–8 动脉、静脉

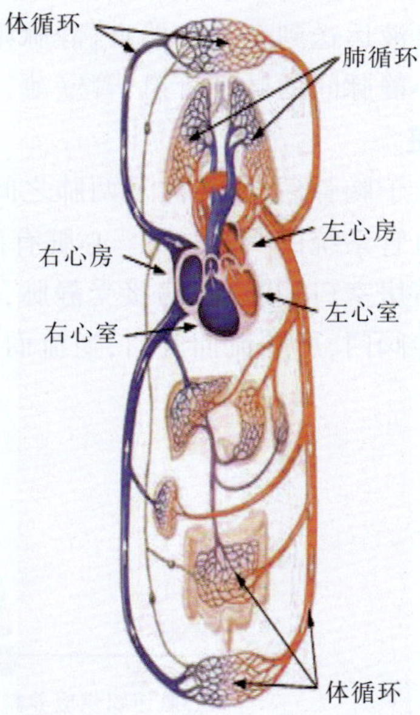

图1–1–9 体循环、肺循环

(二)淋巴系统

淋巴系统是心血管系统的辅助系统,协助静脉引流组织液。此外,淋巴器官和淋巴组织具有产生淋巴细胞、过滤淋巴液和进行免疫应答的功能。

1. 淋巴管道

淋巴管道可分为毛细淋巴管、淋巴管、淋巴干和淋巴导管。淋巴导管最后注入静脉角内。毛细淋巴管彼此吻合成网,逐渐汇合成愈来愈大的淋巴管。

淋巴管道的循环起到回收蛋白质、运输营养物质、调节体内液体平衡以及消除组织中的红细胞、细菌、异物等功能,另外还具有防御的功能。

2. 脾

脾(图1-1-10)是略呈椭圆形、暗红色的器官,是人体最大的淋巴器官,具有储血、造血、消除衰老红细胞和免疫应答的功能。脾能储血200 mL左右,当机体急需时(如突然大失血、剧烈运动等),脾的被膜收缩,可将储备的血送入血液循环。

(三)血液

血液循环于心血管系统内。它将身体必需的营养物质和氧输送至各个器官、组织和细胞,同时将机体不需要的代谢产物运送到排泄器官,以排出体外。血液是体液的一个重要组成部分,在维持机体内环境相对稳定方面起着重要的作用。

1. 血液的组成

血液由液体成分血浆和有形成分血细胞两部分组成,有形成分包括红细胞、白细胞和血小板(图1-1-11)。人体内血液的总量称为血量,正常情况下,体内经常维持相对稳定的血量,为体重的7%~8%,正常成人血液总量大约为5000 mL左右。一次失血10%(400~500 mL以下)对人体没有明显影响,失血20%可能引起人体活动障碍,失血30%或更多将发生失血性休克,如果不能得到及时治疗,则导致严重后果,直至死亡。

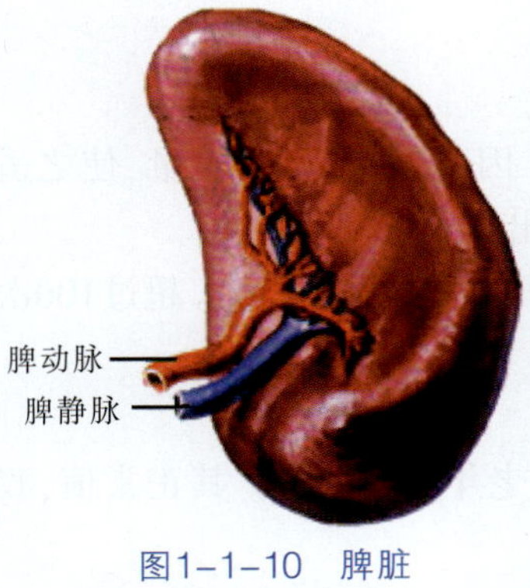

图1-1-10 脾脏

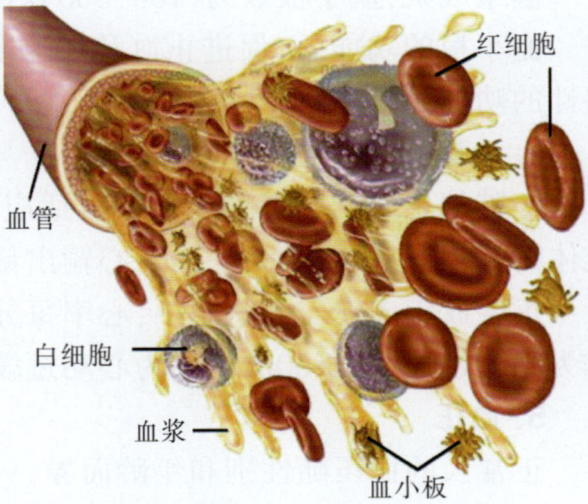

图1-1-11 血液组成

2. 血浆的化学成分及其生理功能

血浆含有大量水分和一定量溶质,这些成分乃是血浆理化特性和生理功能的物质基础。测定血浆的化学成分,可反映体内物质代谢状况。

(1)血浆蛋白

血浆蛋白可分为白蛋白、球蛋白和纤维蛋白原等几种成分。其主要功能是形成血浆胶体渗透压、免疫作用、凝血作用和运输其他物质的作用。

(2)非蛋白氮

血中蛋白质以外的含氮物质,总称非蛋白氮。主要是尿素,此外还有尿酸、肌酐、氨基酸、多肽、氨和胆红素等。

(3)不含氮有机物

血浆中所含的糖类主要是葡萄糖，简称血糖。血糖过高称高血糖，过低称低血糖，这些都会导致机体功能障碍。血浆中所含脂肪类物质，统称血脂。

(4)无机盐

血浆中的无机物，绝大部分以离子状态存在。阳离子中以Na^+浓度最高，还有K^+、Ca^{2+}和Mg^{2+}等，阴离子中以Cl^-最多，HCO_3^-次之，还有$H_2PO_4^{2-}$和$S_2O_4^{2-}$等。各种离子都有其特殊的生理功能。

3. 血细胞的生理功能

(1)红细胞

红细胞是血液中数量最多的血细胞，成年男性红细胞数为$(4.0\sim5.5)\times10^{12}$/L，成年女性红细胞数为$(3.5\sim5.0)\times10^{12}$/L，寿命为40~200天，平均为120天。衰老的红细胞不断被破坏，同时骨髓又不断地产生新的红细胞并补充到血液里去。红细胞的数量过少，或血红蛋白的含量过少，称之为贫血。

红细胞的主要功能是运输O_2和CO_2。

(2)白细胞

正常成人白细胞计数在$(4\sim10)\times10^9$个/L范围内。白细胞的寿命有的不到一天，有的可以达几年。

白细胞是机体防御系统的一个重要组成部分。它通过吞噬和产生抗体等方式来抵御和消灭入侵的病原微生物。

(3)血小板

健康成人，血小板数为$(100\sim300)\times10^9$个/L。

血小板的功能：①促进止血和加速凝血。②营养和支持作用，具有维护毛细血管壁完整性的功能。

4. 心输出量

心脏的主要功能是射出血液以适应机体代谢的需要。因此，调节心输出量，使之适应机体需要，具有重要意义。决定心输出量的因素为每搏输出量和心率。

正常成年人在安静状态下，心率每分钟在60~100次之间。平均约为75次。超过100次的称为心动过速，低于60次的称为心动过缓。

5. 血压

正常人的血压随性别和年龄而异，一般男性高于女性、老年高于幼年。其正常值，收缩压为90~139 mmHg，舒张压为60~89 mmHg。。

6. 脉搏

脉搏是反映心血管功能的一项重要指标。正常值为每分钟60~100次。

三 消化系统

消化系统的基本功能是摄取食物并进行物理和化学性消化，经消化管黏膜上皮细胞吸收营养物质，最后将食物残渣形成粪便排出体外。消化系统除具有消化和吸收功能外，还有内分泌功能和免疫功能。

消化系统(图1-1-12)包括消化管和消化腺两大部分。消化管是指从口腔到肛门的管道，其各部的功能不同，形态各异，可分为口腔、咽、食管、胃、小肠和大肠。临床上通常把从口腔到十二指肠的这部分管道称上消化道，空肠以下的部分称下消化道。

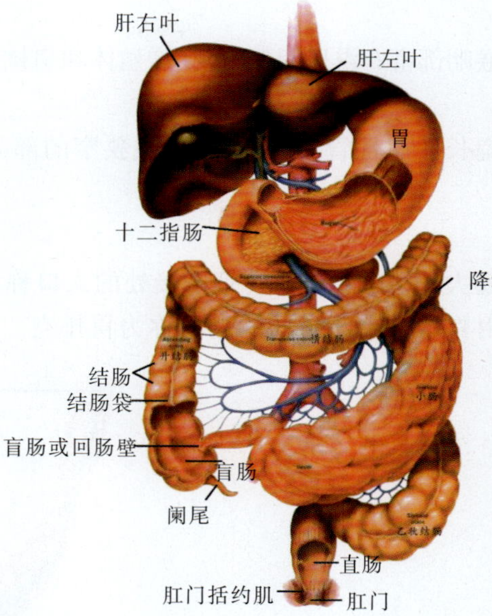

图1-1-12 消化系统

食物中的营养物质包括蛋白质、脂肪、糖类、维生素、水和无机盐。除维生素、水和无机盐可以被直接吸收利用外，蛋白质、脂肪和糖类等物质均属分子结构复杂的有机物，不能被机体直接吸收利用，需在消化管内被分解为结构简单的小分子物质，才能被吸收利用。食物在消化管内被分解成结构简单、可被吸收的小分子物质的过程，称为消化。这种小分子物质透过消化管黏膜上皮细胞进入血液和淋巴液的过程，称为吸收。消化和吸收是两个紧密联系的过程。

（一）消化器官的解剖与功能

1. 口腔

口腔（图1-1-13）是消化管的起始部。成年人口腔内有恒牙32颗。

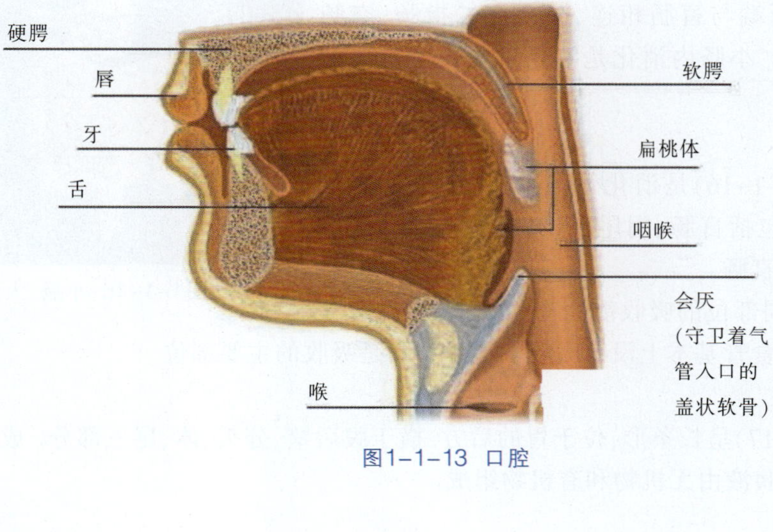

图1-1-13 口腔

牙是对食物进行机械加工的器官,对语言、发音亦有辅助的作用。舌位于口腔底,具有协助咀嚼、吞咽、辅助发音和感受味道功能。

2. 咽

咽位于鼻腔、口腔的后方。喉咽部富有淋巴组织,包括增殖体和扁桃体,起着保护作用。

3. 食管

食管(图1–1–14)是一前后扁长的肌性管道,是消化道最狭窄的部分。食物在口腔咀嚼后,通过食管进入胃。

4. 胃

胃(图1–1–15)是消化管最膨大的部分。胃与食管连接处的入口称贲门,下端与十二指肠连接处的出口称幽门。食糜由胃排入十二指肠的过程称为胃排空。

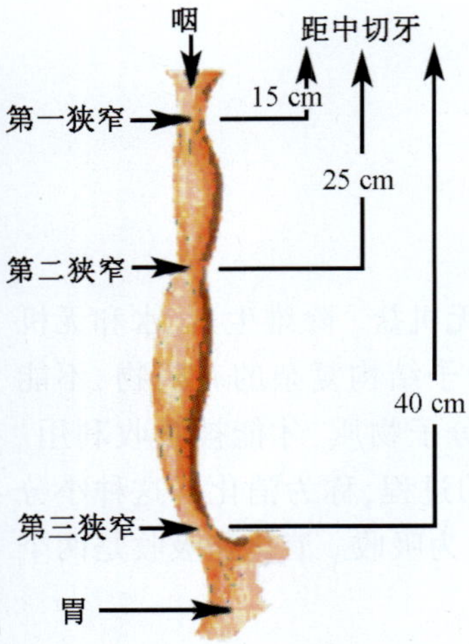

图1–1–14 食管

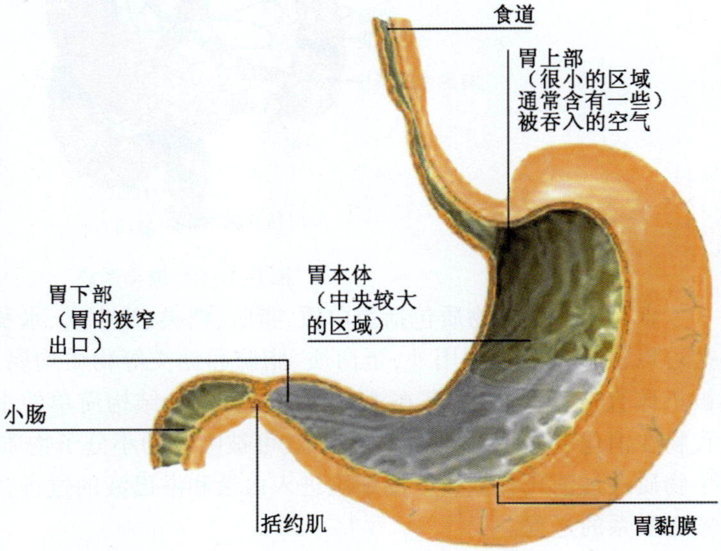

图1–1–15 胃

5. 小肠

小肠(图1–1–16)是消化管最长的一段,上端起自胃的幽门,下端与盲肠相连,分为十二指肠、空肠和回肠三部分。小肠内消化是消化过程中最重要的阶段。

6. 大肠

大肠(图1–1–16)是消化管的末段,上与回肠相连,止于肛门,包括盲肠、阑尾、升结肠、横结肠、降结肠、乙状结肠和直肠。

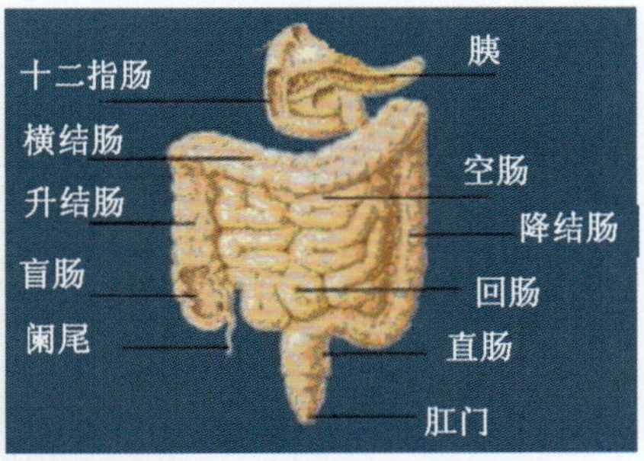

图1–1–16 小肠、大肠

消化管不同部位的吸收能力有很大差异,在正常情况下,口腔和食管基本上没有吸收功能。小肠是吸收的主要部位。

7. 胰

胰(图1–1–17)呈长条形,位于胃的后方,横于腹后壁,分头、体、尾三部分。成人每日分泌1~2 L胰液。胰液由无机物和有机物组成。

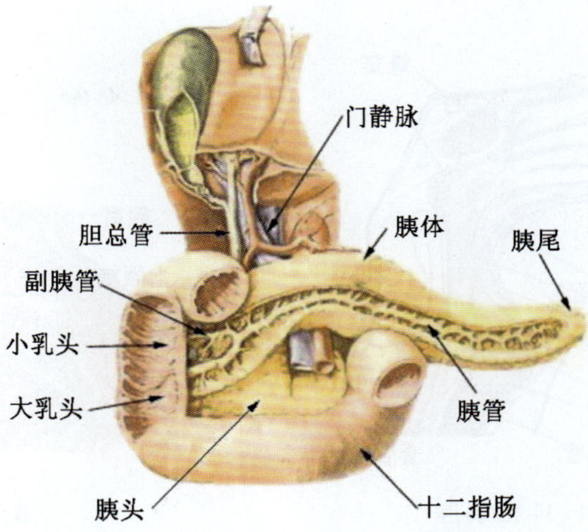

图1-1-17 胰

此外，在腺泡之间有散在的细胞团，称胰岛，能分泌胰岛素。

8. 肝

肝是人体最大的腺体，是碳水化合物、蛋白质、脂肪三大代谢的枢纽，是维持生命的重要器官。胆汁是由肝细胞不断生成的具有苦味的有色液汁，对脂肪的消化和吸收具有重要作用。胆汁的作用主要是胆盐的作用。胆盐可与脂肪酸甘油酯等结合，形成水溶性复合物，促进脂肪消化产物的吸收，并能促进脂溶性维生素（维生素A、D、E、K）的吸收。

（二）腹膜

腹膜是衬覆于腹壁、盆壁内表面及腹腔、盆腔脏器表面的浆膜，薄而光滑，可润湿脏器表面，保护脏器和减少脏器之间的摩擦。此外，腹膜还有吸收功能和支持、固定脏器的作用。

四 呼吸系统

呼吸系统由呼吸道和肺组成。呼吸道是气体进出肺的通道，由鼻、咽、喉、气管、支气管及其分支所组成。临床通常把鼻、咽、喉称为上呼吸道，把气管、支气管及其在肺内的分支称为下呼吸道。肺是外呼吸气体交换的场所，习惯上称为呼吸器官。

机体在生命活动中需要能量，能量来源于细胞内的氧化过程。细胞在氧化过程中不断地消耗O_2并产生CO_2。因此，机体必须不断地从外界环境中摄取O_2，并将CO_2排出体外，进行气体交换，以确保机体的正常新陈代谢，并维持内外环境的相对稳定。机体与外界环境之间的气体交换过程称为呼吸。

呼吸系统的主要功能是进行气体交换，即吸入O_2，排出CO_2。

（一）呼吸器官的基本结构与功能

1. 鼻

鼻是呼吸道直接与外界相通的器官，包括外鼻及鼻腔（图1-1-18）。

鼻旁窦（图1-1-19）是鼻腔周围颅骨内含气的空腔，它们与鼻腔相通，开口于鼻道，里面衬的黏膜与鼻腔黏膜相连，故鼻腔黏膜发炎时可蔓延到鼻旁窦，引起鼻旁窦炎。鼻旁窦参与湿润和加温吸入的空气，并对发音起共鸣作用。

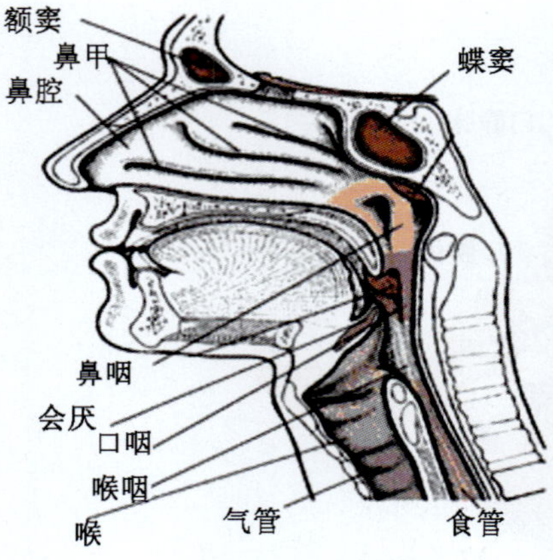

图1-1-18 鼻腔

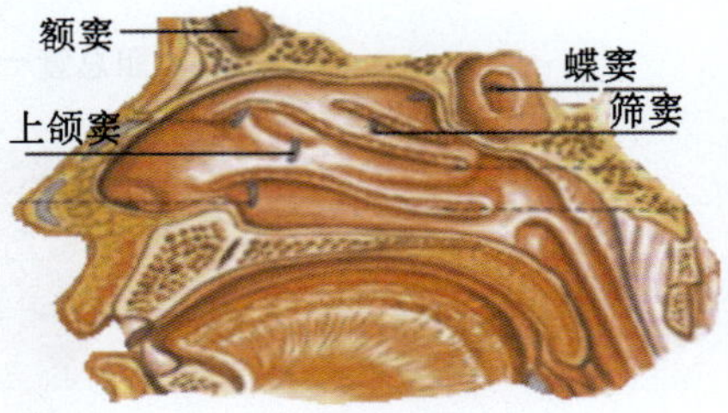

图1-1-19鼻旁窦

2. 喉

喉不仅是呼吸道,也是发音器官。向上开口于喉咽部,向下与气管通连。喉的软骨中以甲状软骨最大,它的中间向前方突出的部位叫喉结。会厌软骨位于甲状软骨的后上方,吞咽时喉上提,会厌软骨盖住喉入口处,防止食物进入气管。

3. 气管和支气管

气管和支气管是连接喉与肺之间的管道部分,由软骨、黏膜等构成。气管和支气管的黏膜上皮均可以清除尘埃和异物,使吸入的空气保持清洁。

4. 肺

肺(图1-1-20)是气体交换的器官,位于胸腔内,纵膈的两侧,左右各一。左肺有两叶,右肺有三叶。

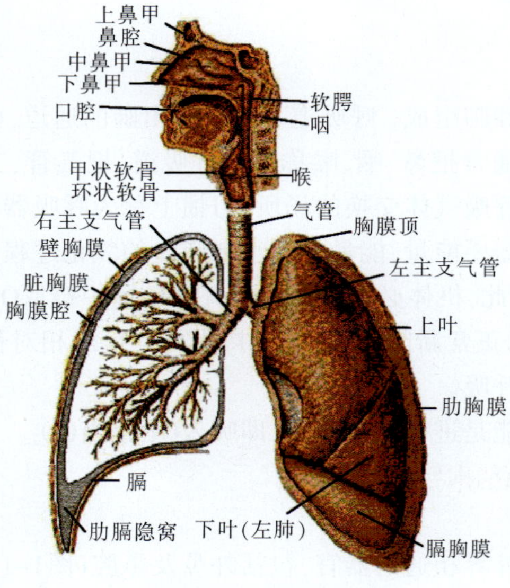

图1-1-20 呼吸道、肺

肺有两套血管。一套是肺循环血管系统,它由肺动脉、毛细血管网和肺静脉组成,主要作用是进行气体交换;肺的另一套血液循环是体循环中的支气管循环分支,它供给气管、支气管以及肺的营养。

肺与外界环境间的气体交换过程称为肺通气。肺本身不能主动地扩张和缩小,它的张缩是靠胸廓运动来完成。呼吸运动就是肋间肌和膈等呼吸肌群的收缩和舒张,使胸廓扩大和缩小的运动,它是肺通气的动力。

(二)胸膜和胸膜腔

胸膜为覆盖在肺表面、胸廓内面及膈上面的浆膜。它折叠形成一个潜在腔。腔内压一般低于大气压,称为胸腔负压,它可使两层胸膜紧密相贴。因此,当胸腔扩大与缩小时,肺也随之扩大与缩小。

(三)纵膈

纵膈是左、右肺及纵膈胸膜间的全部器官。

机体的呼吸过程主要是把机体组织产生的CO_2及时通过血液循环运送到肺排出体外。呼吸受大脑呼吸中枢的调节,呼吸停止,生命也将终止。

呼吸次数:因年龄、性别而异。健康成人每分钟16~20次,女子比男子每分钟可多2~4次,一岁以下婴儿每分钟平均为45次,5岁儿童约25次,15岁约20次。正常人的呼吸次数与心脏搏动次数的比例为1:4。呼吸次数可受许多因素的影响。如安静或睡眠时呼吸次数少,而进食、运动、情绪激动皆可使之增加。

呼吸深度:成人在安静时的呼气和吸气量平均为500(300~700)mL,每分钟换气量(呼吸深度与呼吸次数的乘积)为8~10 L。

在病理情况下,呼吸可以发生各种变化。常见的呼吸异常有呼吸次数的变化、深度的变化、节律的变化及各种形式的呼吸困难。如呼吸次数每分钟超过24次时,称呼吸过速,见于呼吸器官疾病等。呼吸次数每分钟少于12次时,称呼吸过缓,见于呼吸中枢受到抑制。

五 神经系统

神经系统由中枢神经和周围神经两部分组成。中枢神经系统包括脑和脊髓,它们分别位于颅腔和椎管内。周围神经包括与脑和脊髓相连的脑神经、脊神经和植物性神经。它们各自都含有感觉和运动两种成分。

神经系统在机体一切活动中起着主导作用。其功能是:①控制和调节其他系统的活动,使人体成为一个有机的整体。②维持机体与外环境间的统一,以保证生命活动的正常进行。

神经系统的基本结构单位是神经元,它具有接受刺激和传导兴奋的功能。神经元胞体集中处色泽灰暗,称灰质,而被覆于大、小脑表面的灰质又称为皮质。在中枢内,功能相同的神经元胞体集中形成的团块称为神经核。在周围神经中,神经元胞体集中形成神经节。功能相同的神经元突起在中枢并集合成束称为神经纤维束(即传导束),神经纤维集合处色泽亮白,称为白质。在周围神经中,神经纤维集中形成神经。

(一)植物性神经系统

体内控制内脏功能的神经系统,称为植物性神经系统(内脏神经系统)。

植物性神经系统可分为交感神经和副交感神经两部分。对同一器官的作用既是互相拮抗又是互相统一的。例如:当机体运动时,交感神经兴奋性增强,副交感神经兴奋减弱,相对抑制,于是出现心跳加快、血压升高、支气管扩张、瞳孔开大、消化活动受抑制等现象。而当机体处于安静或睡眠状态时,副交感神经兴奋加强,交感神经相对抑制,因而出现心跳减慢、血压下降、支气管收缩、瞳孔缩小、消化活动增强等现象,这有利于体力的恢复和能量的储存。

（二）脊髓和脊神经

脊髓位于椎管内（比椎管短），呈前后略扁圆柱形。上端和脑相续，下端呈圆锥状，在成人圆锥的末端达第一腰椎下缘（新生儿达第3腰椎平面）。

脊髓的主要功能是传导作用，躯干、四肢所受到的各种刺激都先传入脊髓，而后上达大脑；反之，从大脑下达到躯干、四肢的冲动，也都通过脊髓（图1–1–21）。

（三）脑和脑神经

1. 脑

脑（图1–1–22）位于颅腔内，由脑干、间脑、小脑及端脑（左、右大脑半球）组成。

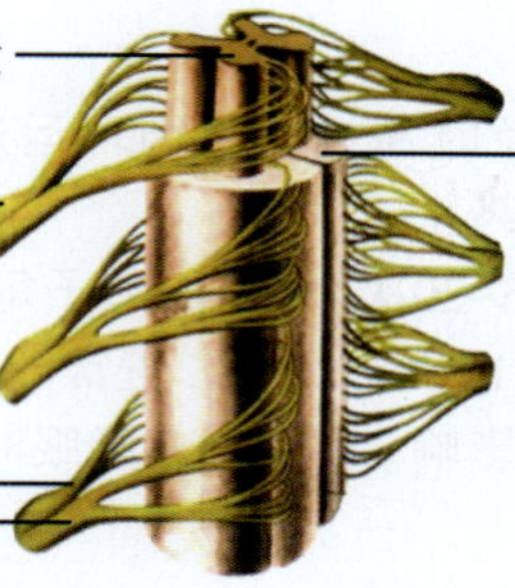

图1–1–21 脊髓

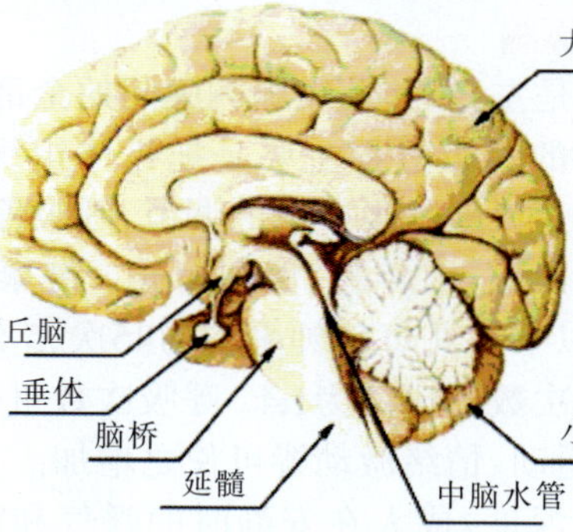

图1–1–22 脑

（1）脑干

脑干是脊髓向颅腔内延伸的部分。它下端在枕骨大孔处与脊髓相连，上端与间脑相接，被大脑两半球所覆盖，它的背侧与小脑相连，是生命中枢（如心血管运动中枢和呼吸中枢）的所在地。

（2）间脑

间脑位于中脑上方，两大脑半球之间，大部分被大脑半球所覆盖，并与两半球紧密连接。间脑主要分为丘脑与下丘脑。下丘脑是皮层下植物性神经的高级中枢，与垂体紧密联系，一起组成下丘脑–垂体功能单位，调节内脏器官活动。

（3）小脑

小脑位于延髓与脑桥的背侧。小脑的主要功能是维持躯体平衡、调节肌张力及协调运动。

（4）端脑

端脑主要包括左、右大脑半球，是中枢神经系统的最高级部分。人类的大脑是在长期进化过程中发展起来的思维和意识的器官。大脑皮层在控制躯体运动的过程中，还得不断从下级中枢接受反馈信息，经常调整其传出冲动，才能使机体具有适宜的肌张力，维持一定的姿势体态，同时使随意运动在力量和方向上达到预期效果。

（5）边缘系统

边缘系统由边缘叶及与其相联系密切的皮质下结构组成。主管内脏调节、情绪反应和性生活等，同时与机体的高级精神活动学习、记忆密切有关。

2. 脑神经

脑神经（图1–1–23）共12对，与脑相连，主要分布于头面部，其中第10对迷走神经还分布到胸、腹腔脏器。在12对脑神经中，第Ⅰ、Ⅱ、Ⅷ对脑神经是感觉神经；第Ⅲ、Ⅳ、Ⅵ、Ⅺ、Ⅻ对脑神经是运动神经；第Ⅴ、Ⅶ、Ⅸ、Ⅹ对脑神经是混合神经。12对脑神经的名称：（Ⅰ）嗅神经、(Ⅱ)视神经、(Ⅲ)动眼神经、(Ⅳ)滑车神经、(Ⅴ)三叉神经、(Ⅵ)外展神经、(Ⅶ)面神经、(Ⅷ)位听神经、(Ⅸ)舌咽神经、(Ⅹ)迷走神经、(Ⅺ)副神经、(Ⅻ)舌下神经。

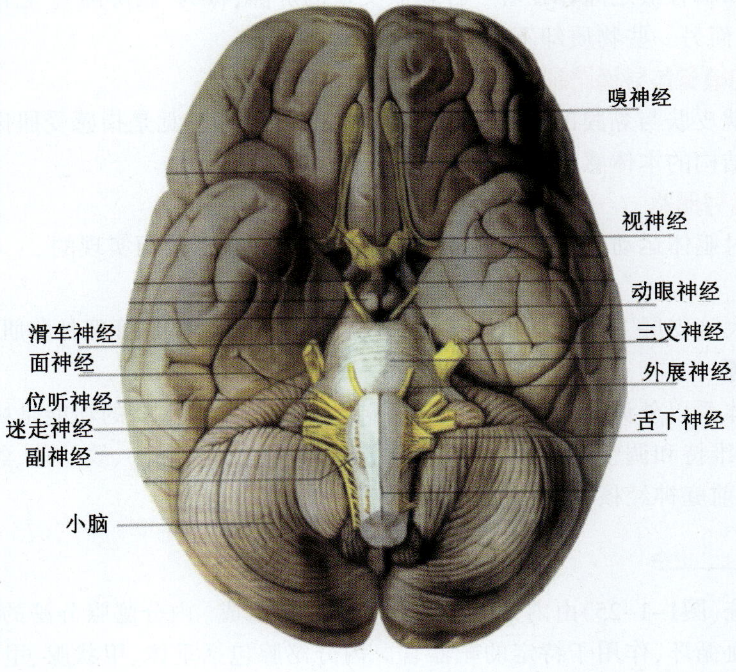

图1–1–23 脑神经

(1)脑和脊髓的被膜

脑和脊髓的被膜(图1–1–24)共有三层,由外向内依次为硬膜、蛛网膜和软膜。三层膜在脑和脊髓互相连续。它们具有保护和支持脑、脊髓的作用。

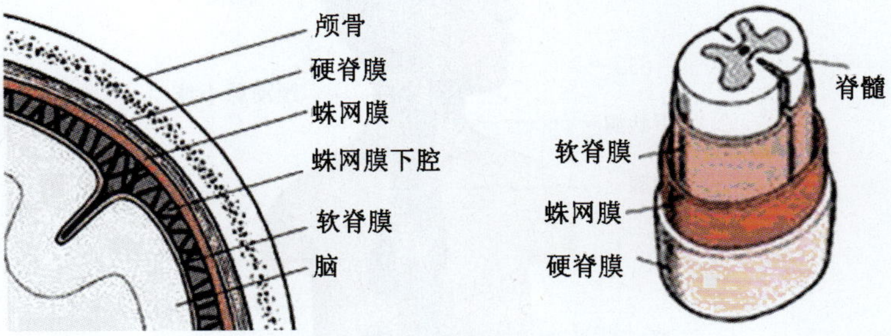

图1–1–24 脑和脊髓的被膜

硬脊膜与椎管之间的腔隙称为硬膜外腔；在蛛网膜与软脑膜之间的腔隙称为蛛网膜下腔。各腔内含有液体。

(2)脑室

脑室是脑内的腔隙,其中充满脑脊液。各脑室互相通连。侧脑室以室间孔与第三脑室相通,第四脑室有三个孔(正中孔与两旁的外侧孔)与蛛网膜下腔相通。

(3)脑脊液

脑脊液是无色透明的液体,充满于蛛网膜下腔、脑室和脊髓中央管内,形成脑的水垫起保护作用,以免震动时脑组织与颅骨直接接触。

(4)脑屏障

脑脊液与脑组织的细胞周围间隙内的化学成分相同,但与血浆不同。在毛细血管与脑组织周围间隙和脑脊液之间存在着一种物质交换的屏障,称为“脑屏障”。它能选择性地让某些物质透过,而另一些物质却不易透过此屏障。

(四)躯体的感觉传导通路和投射系统

浅感觉是就皮肤与黏膜的痛、温、触、压等感觉而言,深感觉是指感受肌肉、肌腱、关节和韧带等深部结构的本体感觉和精细触觉。

(五)运动传导通路

大脑皮层对躯体运动的调节是通过锥体系和锥体外系下传而实现的。

1. 锥体系

锥体系是大脑皮层下行控制躯体运动的最直接路径。主要是管理骨骼肌的随意运动。

2. 锥体外系

一般指锥体系以外调节肌肉运动的中枢神经,锥体外系主要的功能是协调肌群的运动、调节肌张力维持和调整姿势等。其包括大脑皮层(主要是额叶)、纹状体、红核、黑质、小脑、网状结构和前庭神经核等。

六 内分泌系统

内分泌系统(图1-1-25)由内分泌腺和内分泌组织组成。内分泌腺分泌的物质称激素。激素直接进入血循环,作用于特定的靶器官。内分泌腺包括垂体、甲状腺、甲状旁腺、肾上腺、胰岛、松果体、胸腺和性腺等。内分泌腺的结构和功能活动有明显的年龄变化。

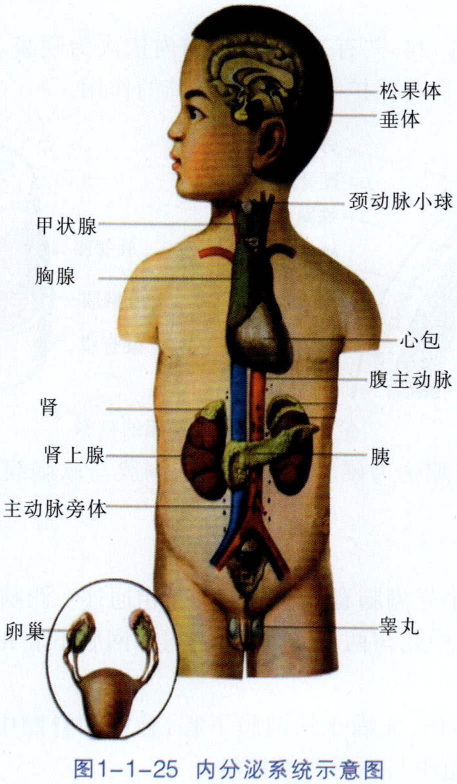

图1-1-25 内分泌系统示意图

内分泌系统与神经系统相辅相成,共同维持机体内环境的平衡与稳定,调节机体的生长发育和新陈代谢,调控生殖和影响行为。

激素的生理作用非常复杂,但大致可以归纳为五个方面:①通过调节蛋白质、糖和脂肪三大营养物质和水、盐等代谢。②促进细胞的增殖与分化,影响细胞的衰老。③促进生殖器官的发育成熟、生殖功能,以及性激素的分泌和调节。④影响中枢神经系统和植物性神经系统的发育及其活动,与学习、记忆及行为的关系。⑤与神经系统密切配合调节机体对环境的适应。

(一)垂体

垂体(图1-1-26)位于颅底蝶鞍垂体窝内,椭圆形,灰红色。分腺垂体和神经垂体两部分。

垂体在神经系统与内分泌腺的相互作用中处于重要的地位。腺垂体能分泌生长激素、促甲状腺激素、促肾上腺皮质激素、促性腺激素,后三种激素分别促进甲状腺、肾上腺皮质和性腺的分泌活动。生长激素可促进骨和软组织生长,幼年时该激素分泌不足可引起侏儒症;如果该激素分泌过多,在骨骼发育成熟前可引起巨人症,在骨骼发育成熟后可引起肢端肥大症。

(二)甲状腺

甲状腺(图1-1-27)为红褐色,呈"H"形,分左、右两个侧叶,中间由甲状腺峡组成。甲状腺侧叶与甲状软骨、环状软骨之间有韧带相连,故吞咽时,甲状腺可随喉上下移动。

甲状腺分泌甲状腺素,调节机体基础代谢并影响生长和发育等。

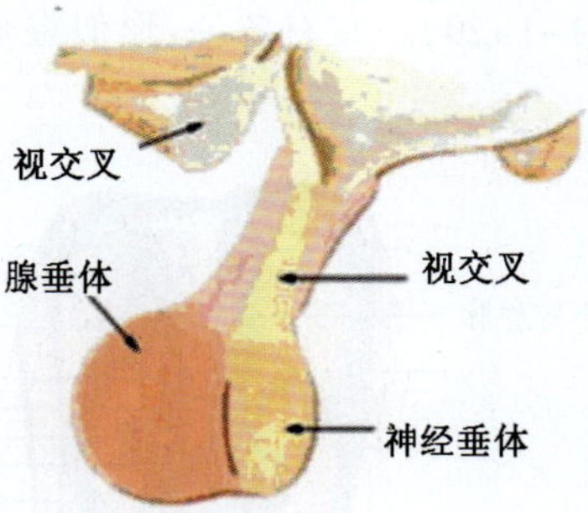

图1-1-26 垂体示意图

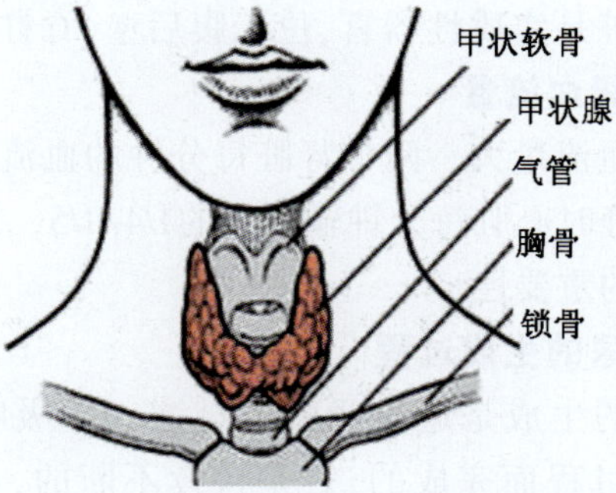

图1-1-27 甲状腺示意图

(三)甲状旁腺

甲状旁腺是两对棕黄色、黄豆大小的扁椭圆形腺体,位于甲状腺背面。

甲状旁腺分泌甲状旁腺素,调节钙磷代谢,维持血钙平衡。

(四)肾上腺

肾上腺(图1-1-28)位于肾的上方,淡黄色。肾上腺实质分为皮质和髓质两部分。

肾上腺皮质分泌盐皮质激素、糖皮质激素和少量性激素。盐皮质激素主要调节水盐代谢,维持体内钠钾平衡。糖皮质激素既可促进体内蛋白质转化为葡萄糖,同时又可抑制葡萄糖的分解。肾上腺髓质分泌肾上腺素和去甲肾上腺素。

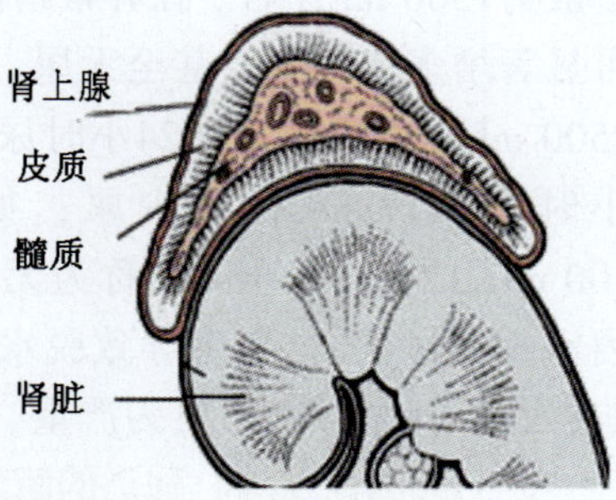

图1-1-28 肾上腺

(五)松果体

松果体为一灰红色椭圆形腺体,位于上丘脑的后上方,以柄附于第三脑室顶的后部。松果体在儿童中期发育至高峰,一般在7岁后逐渐萎缩。

松果体合成和分泌褪黑素，参与调节生殖系统的发育及动情周期、月经周期的节律。

（六）胸腺

胸腺属淋巴器官，兼有内分泌功能，位于胸骨柄后方，上纵膈的前部。新生儿和幼儿的胸腺相对较大，重10~15 g，性成熟后胸腺发育至最高峰，重达25~40 g，随后逐渐萎缩，多被结缔组织替代。

胸腺分泌胸腺素和促胸腺生成素，参与机体的免疫反应。

（七）生殖腺

睾丸是男性生殖腺，产生精子和雄性激素。雄性激素的作用是激发男性第二性征的出现，并维持正常的性功能。

卵巢为女性生殖腺，可产生卵泡。卵泡排卵后，转变成黄体。

（八）胰岛

胰岛是胰腺的内分泌部分，分泌胰岛素和胰高血糖素，调节血糖浓度。

七 泌尿系统

泌尿系统由肾、输尿管、膀胱和尿道组成。俗称“下水道”，其主要功能是排出机体新陈代谢过程中产生的废物和多余的水。

（一）肾的解剖与功能

肾脏是实质性器官，位于腹后壁，脊柱之两旁（图1-1-29）。左右各一，形似蚕豆。

1. 肾血流量

肾血流量大，两个肾脏每分钟的血流量大约相当于安静时心脏每分钟输出量的1/4~1/5，说明了肾脏功能的重要性。

2. 尿的生成过程

尿的生成是通过肾脏的过滤、重吸收和排泄分泌等过程而完成的，它是持续不断的，而排尿是间断的。尿由肾脏生成后经输尿管流入膀胱，在膀胱中贮存，当贮积到一定量之后，才排出体外。

正常成人24小时排出的尿量约为1000~2000 mL，一般为1500 mL左右。在异常情况下，24小时的尿量可显著增多或减少，甚至无尿。如24小时尿量超过2500 mL称为多尿；如24小时尿量少于400 mL或每小时少于17 mL称为少尿；如24小时尿量少于100 mL，12小时完全无尿称为无尿。尿量太多，则体内水丧失过甚，结果会导致脱水。尿量太少，代谢产物将聚积在体内，给机体带来不良影响；而无尿的后果，则更为严重。

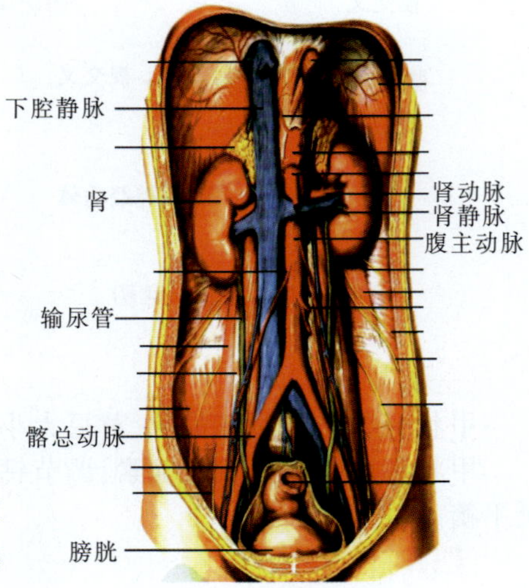

图1-1-29 肾、输尿管

（二）输尿管、膀胱、尿道的解剖与功能

1. 输尿管

输尿管是细长的肌性管道，长20~30 cm，上端与肾盂相连，下端在膀胱底的外上方斜行插入膀胱壁，开口于膀胱。输尿管行程中有三个生理狭窄处，即肾盂输尿管连接处、跨过髂血管处及进入膀胱壁处，结石常嵌在这几个地方。

2. 膀胱

膀胱为锥体形囊状肌性器官，位于盆腔的前部。成人膀胱容量为300~500 mL。在膀胱与尿道交界处有较厚的环形肌，形成尿道内括约肌。括约肌收缩能关闭尿道内口，防止尿液自膀胱漏出。

3. 尿道

尿道是从膀胱通向体外的管道。男性尿道细长，长约18 cm，起自膀胱的尿道内口，止于尿道外口(图1–1–30)。男性尿道兼有排尿和排精功能。女性尿道粗而短，长约5 cm，起于尿道内口，经阴道前方，开口于阴道前庭。

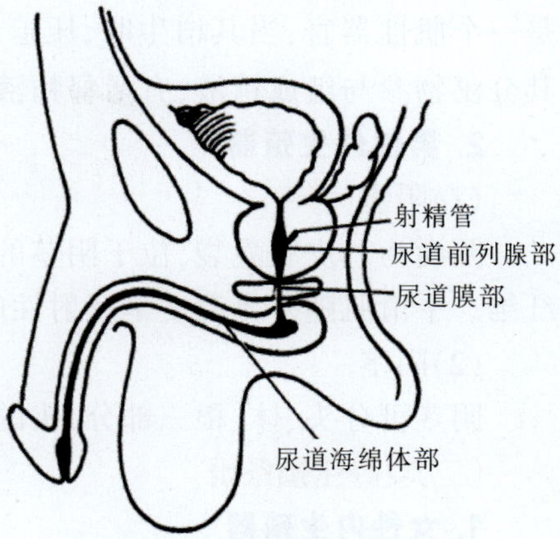

图1–1–30 膀胱、男性尿道

八 生殖系统

生殖系统由生殖器官组成，是繁殖后代的重要系统。

主要性器官又称性腺，男性为睾丸，女性为卵巢。两性除了生殖器官不同外，在性成熟期出现的副性特征方面也有很大差异。男性具有胡须、喉头突出、声调低沉、体格高大、肌肉发达等特征。女性具有乳腺发达、骨盆宽大、声调高尖、皮下脂肪较多等特征。

(一)男性生殖系统

男性生殖功能包括三个主要方面：①产生精子；②通过分泌激素来调节生殖功能；③完成性活动。这些功能主要靠睾丸的功能，但其中性功能还要依靠整个生殖系统和中枢神经系统的活动共同完成(图1–1–31)。

1. 男性内生殖器

(1)睾丸

睾丸呈卵圆形，共一对，位于阴囊内。阴囊能使睾丸所处的温度低于腹腔内温度1.5~2.0 ℃，适合于精子的生成。睾丸的主要功能是产生精子及分泌雄激素(睾酮)。

(2)附睾

附睾呈新月形，紧贴睾丸的上端和后缘，主要由附睾管盘曲而成。附睾的功能是储存精子和分泌液体供给精子营养并维持其活力。

(3)输精管和射精管

输精管长约50 cm，起于附睾尾部，沿睾丸后缘上升入精索后经腹股沟部进入腹腔，走行至膀胱后面与精囊腺的排泄管汇合成射精管，开口于前列腺部尿道。

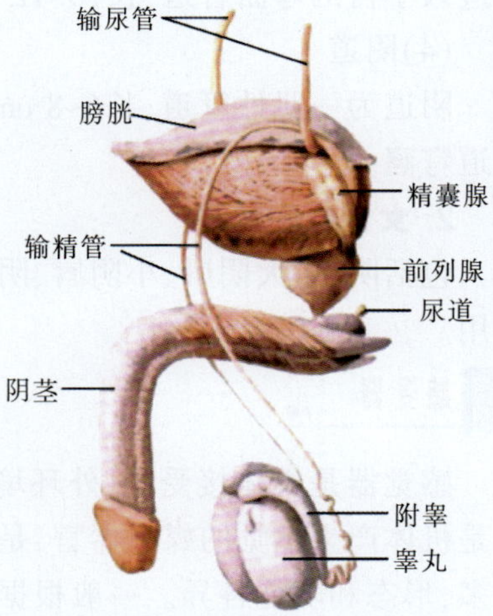

图1–1–31 男性生殖系统

(4)精囊腺和前列腺

精囊腺为一对囊状腺体，长椭圆形，位于膀胱后部。前列腺形似栗子，位于胱膀后方，是一个肌性器官，当其增生时，压迫尿道，导致排尿困难。前列腺的排泄管亦开口于尿道，其分泌物参与组成精液，有稀释精液和利于精子活动的作用。

2. 男性外生殖器

(1)阴囊

阴囊为一皮肤囊袋，位于阴茎的后下方。阴囊壁由皮肤和肉膜组成。肉膜含有平滑肌纤维。平滑肌随外界温度呈反射性的舒缩，以调节阴囊内的温度，有利于精子的发育。

(2)阴茎

阴茎可分头、体、根三部分，头的尖端处有矢状位的尿道外口。

(二)女性生殖系统

1. 女性内生殖器

女性内生殖器(图1-1-32)由卵巢、子宫、输卵管和阴道组成。卵巢是产生卵泡和分泌雌性激素的器官，呈卵圆形，灰白色，左右各一个，位于盆腔内子宫两侧。

(1)卵巢

卵巢是女性的内分泌器官，产生卵泡和雌性激素，对女性月经来潮和生育起到主要的作用。

(2)子宫

子宫为壁厚的肌性器官，产生月经。是胎儿形成、发育、成长的器官。

(3)输卵管

输卵管连于子宫底两侧，是输送卵子进入子宫的弯曲管道，长10~12 cm。

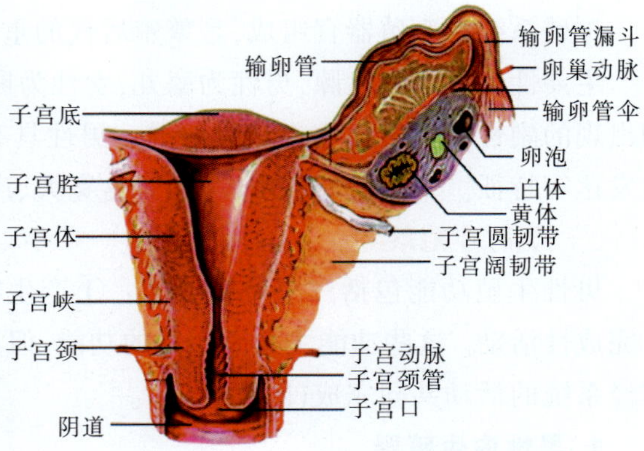

图1-1-32 女性内生殖器

(4)阴道

阴道为一肌性管道，长6~8 cm。阴道下端开口于阴道前庭，上端包绕子宫颈下部形成阴道穹窿。

2. 女性外生殖器

包括阴阜、大阴唇、小阴唇、阴蒂。阴道口两侧有前庭大腺的开口，分泌液体，具有润滑作用。

九 感受器

感觉器是机体接受内、外环境各种刺激的装置，是感受器及其附属结构的总称。感受器是机体产生感觉的媒介器官，是机体认识世界和探索世界的最初步器官。感受器的种类繁多，形态和功能各异。一般根据感受器所在的部位和接受刺激的来源将其分为三类。

(1)外感受器

外感受器分布在皮肤、黏膜、视器和听器等处，感受来自外界环境的刺激，如痛、温、触、压、光波和声波等物理刺激和化学刺激。

(2)内感受器

内感受器分布在内脏器官和心血管等处，接受体内环境的物理刺激和化学刺激，如渗透压、压力、温度、离子和化合物浓度的变化等刺激。分布于嗅黏膜的嗅觉感受器及舌的味蕾,虽接受来自外界的刺激,但这两种感受器与内脏活动有关,故把它们列入内感受器。

(3)本体感受器

本体感受器分布在肌、肌腱、关节和内耳的位觉器等处,接受机体运动和平衡变化时所产生的刺激。

(一)视器

视器(图1-1-33)由眼球和眼附属器共同构成。眼球的功能是接受光波的刺激,将感受的光波刺激转变为神经冲动,传至大脑视觉中枢,产生视觉。眼附属器位于眼球的周围或附近,对眼球起支持、保护和运动作用。

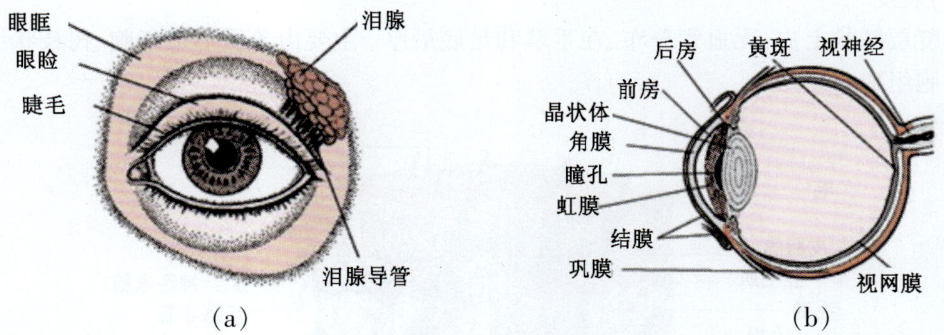

图1-1-33 视器

(二)前庭蜗器

前庭蜗器(图1-1-34)又称耳,包括前庭器和听器两部分。外耳和中耳是声波的收集和传导器官,是前庭蜗器的附属器。听觉感受器和位觉感受器位于内耳。听器是感受声波刺激的感受器,位觉器是感受头部位置变动、重力变化和运动速度刺激的感受器。

(三)嗅器

嗅器(图1-1-35)在鼻腔的上部,即上鼻甲以及相对的鼻中隔及其以上部分。

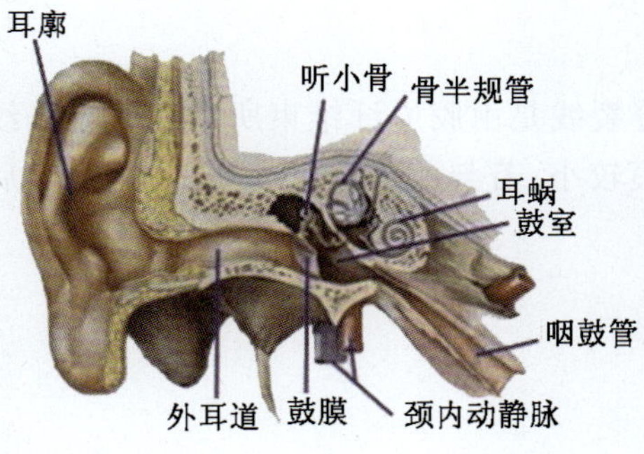

图1-1-34 耳

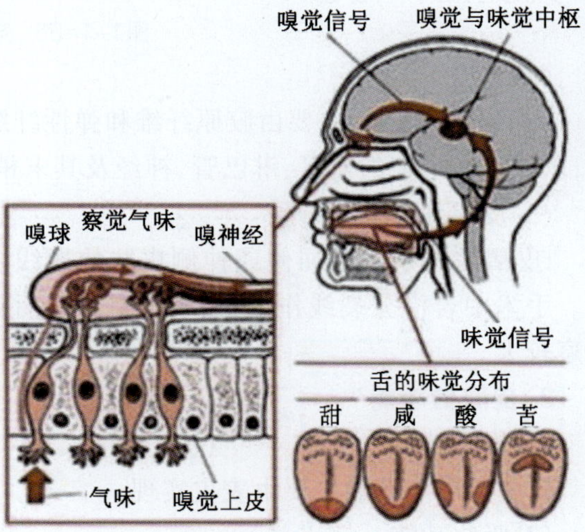

图1-1-35 嗅器与味器

(四)味器

味器(图1–1–35)即味蕾,人类的味蕾嵌于舌的菌状乳头、轮廓乳头和叶状乳头的上皮内。味觉刺激主要有酸、甜、苦、咸四种。分布于味蕾的神经主要是面神经和舌咽神经。

(五)皮肤

皮肤(图1–1–36)覆盖在身体表面,柔软而有弹性。全身各处皮肤的厚薄不等,手掌侧面和足距侧面的皮肤最厚,缺乏毛囊,具有皮嵴,以抵抗摩擦。身体背侧和伸侧的皮肤较腹侧和屈侧的皮肤厚。成人皮肤的表面积平均为1.7 m^2。

1. 皮肤的结构

(1)表皮

为复层鳞状上皮,无血管分布,在手掌和足底最厚。主要由角质形成细胞、树枝状细胞两类细胞组成。

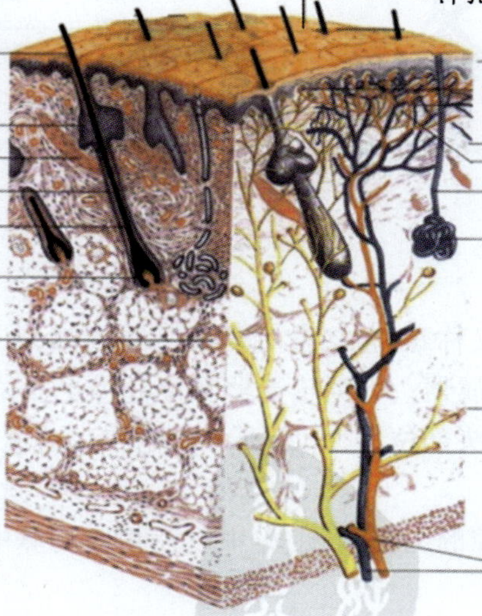

图1–1–36 皮肤结构

(2)真皮

位于表皮深面,主要由胶原纤维和弹性纤维交织构成,并含有从表皮陷入的毛囊和腺体,以及从深层来的血管、淋巴管、神经及其末梢。

(3)皮褶和分裂线

皮褶是位于关节屈侧或伸侧皮肤的褶线。分裂线是由胶原纤维束所形成的皮肤纹理。手术中若沿分裂线作切口,则伤口愈合后疤痕较小;若与此线作正交切口,则愈合后疤痕较大。

2. 皮肤的功能

(1)屏障功能

皮肤的屏障功能主要由表皮实现。

(2)吸收功能

主要通过三种途径进行吸收:①角质层(为主要途径);②毛囊、皮脂腺;③汗管。环境温度升高可使皮肤血管扩张、血流速度增加,加快已透入组织内的物质弥散,从而使皮肤吸收能力提高。另外,环境湿度增大时,角质层水合程度增加,皮肤吸收能力增强。

(3)调节体温

皮肤具有体表面积大、动静脉吻合丰富等特点。一方面皮肤可通过遍布全身的外周温度感受器,感受外界环境温度变化,并向下丘脑发送相应信息;另一方面皮肤又可接受中枢信息,通过血管舒缩反应、寒战或出汗等反应对体温进行调节。

(4)感觉功能

位于表皮的游离神经末梢、真皮乳头层内的触觉小体和深部的环层小体等能使皮肤感受痛觉、温觉、触觉和压觉等感觉。

(5)分泌与排泄功能

主要通过汗腺和皮脂腺完成。汗腺分泌汗液,排出尿素。人体出汗增多时排出的氯化钠亦增多,故除了补充水分外,还要补充氯化钠。

(6)免疫功能

皮肤是重要的免疫器官。

3. 皮肤的再生愈合

在正常情况下,皮肤的表皮细胞不断死亡与脱落,又不断地由生发层细胞繁殖递补。当皮肤受损,皮肤的再生可以是纯表皮的再生,也可由表皮和真皮共同修复。一般小面积的损伤,仅伤及表皮浅层时,由生发层细胞分裂增殖来修复愈合,不留瘢痕。如损伤伤及真皮深部或皮下组织时,则不能仅由表皮来修复,还必须由结缔组织来修复,修复后的真皮内纤维成分大为增多并皱缩,而表皮较薄,故呈疤痕。在大面积损伤(烧伤)时,表皮生长较慢,治疗时为了减少体液流失,预防感染,一般可从患者本人正常皮肤处切取薄层皮片,移植到创面。移植的皮肤可存活,使创面愈合。

思考题

1. 组成人体的基本单位是什么?

2.人体分为哪几个系统?

3.组织由什么构成? 人体基本组织包括哪些?其功能是什么?

4.运动系统的组成及其主要功能是什么?

5.正常人全身骨头有几块? 脊柱由几块椎骨组成?其中颈、胸、腰椎各几块?肋骨有几对?

6.消化系统的组成及其主要功能是什么?

7.呼吸系统的组成及其主要功能是什么?

8.肺有几套血管?

9.鼻旁窦包括哪些?

10.泌尿系统的组成是什么?

11.肾脏的主要功能是什么? 每日尿量是多少?

12.脉管系统的组成及其主要功能是什么?

13.淋巴系统组成及其主要功能是什么?

14.血液分为哪几部分?

15.正常人的心率？心动过速与心动过缓的概念？
16.脑神经有几对？
17.胰岛分泌什么激素调节血糖浓度？
18.皮肤的功能是什么？

第二章

伤病员的病史采集和体格检查

在海上航行，由于环境特殊，各种辅助检查不能进行，如化验、X光检查等，故询问伤病人的病史和体格检查尤为重要。一份准确、简明、完整的病情记录，通过通信设备转送，接收医生凭此病情记录才能对疾病作出初步诊断和估计病情，并及时为伤病人的进一步诊治做出指导，因此对伤病人病史采集和体格检查是极为关键的。

检查伤病人的方法包括伤病人的病史采集和体格检查两部分。病史采集包括主诉、现病史、既往病史、个人病史、月经婚育史、家族史。体格检查主要通过视、触、叩、听来实现，内容包括生命体征、一般情况、皮肤、头面、眼、耳、鼻、口腔、颈部、胸部、肺脏、心脏、腹部、肛门及外生殖器、脊柱和四肢、神经系统。

第一节　病史采集

要点

病史采集是直接向患者或相关人员(如同事、路人、发现者等)了解疾病症状的发生、发展和变化过程。包括主诉、现病史、既往病史、个人病史、婚育史、家族史。以现病史最为重要，询问主要症状出现的诱因、时间、部位、性质、程度、加重或缓解方法、伴随症状及诊疗经过。

必备知识

1. 主诉

患者感受最主要的痛苦或最明显的症状或体征。也就是本次发病的最主要的原因及其持续的时间。确切的主诉常可以初步反映病情轻重和缓急，并提供对某系统疾病的诊断线索。如“咳嗽、咳痰伴发热5天”，可以考虑为呼吸系统疾病，如支气管炎、肺炎等。

2. 现病史

现病史是从患者的最初症状起到就采集病史时为止的整个过程的病史。询问和记录的内容包括：主要症状出现的诱因、时间、部位、性质、程度、加重或缓解方法、伴随症状、既往做过哪些检查及其结果、经过哪些治疗及其效果等。

主要的症状有发热、疼痛（头痛、腹痛、胸痛）、腹泻、呕吐、咳嗽等。例如，疼痛是常见症状之一，对疼痛所需提的问题有：疼痛什么时候开始的；哪里痛（让病人指出疼痛的部位）；疼痛性质如何（是痉挛痛、锐痛、绞痛、隐痛）；疼痛的程度如何（是持续性痛还是间歇性痛；疼痛时在床上翻滚不安，或其卷曲身体而不敢活动）；疼痛是否放射到其他部位，什么方法能使疼痛减轻或什么情况疼痛加重；什么药物能减轻疼痛；还要询问过去是否有类似的疼痛发作。

3. 既往病史

指和本次发病有关的病史，包括过去健康状况，患过何种疾病，预防接种的种类和时间，有无外伤史、手术史及药物过敏史等。为了进一步明确诊断，如果时间允许的话，对全身各系统的有关症状的询问是有益的。

呼吸系统：是否有咳嗽、咳痰、胸痛、发热等。

循环系统：是否有心悸、心前区疼痛、呼吸困难、头晕、头痛、晕厥等。有无高血压病史、心脏病史、风湿热病史。

泌尿生殖系统：是否有尿频、尿急、尿痛、血尿、脓尿、尿道口分泌物等。

消化系统：是否有胃纳差、吞咽困难、反酸、嗳气、恶心、呕吐、腹痛、腹泻、便秘、便血、黑便等。

内分泌系统：是否有多饮、多食、多尿、体重减轻、情绪易激动、手抖等。

神经系统：是否有头痛、失眠、昏厥、痉挛、抽搐、瘫痪等。

肌肉骨骼系统：是否有肢体肌肉麻木、疼痛、痉挛、萎缩、瘫痪等。有无关节肿痛、运动障碍、外伤、骨折、关节脱位、先天畸形等。

4. 个人病史

询问的内容包括出生地点，有无经历传染病疫区，生活环境、饮食习惯，烟、酒的嗜好程度。

5. 月经婚育史

对女性患者尤其重要，如宫外孕主要表现为为停经、腹痛、阴道流血。

6. 家族史

包括父母、兄弟姐妹的健康状况，是否有糖尿病、结核、心脏病、癌症等。如果有异常死亡则询问其死亡年龄及原因。

扩展知识

病史采集技巧和注意事项：

1.环境宽松和谐，仪表得体，举止友善，保护伤病人隐私。

2.尊重伤病人陈述和感受，沟通注意礼节。

3.采集病史应有重点，主要症状资料完整，病史采集准确。

4.采集病史注意系统性和针对性。

5.采集病史应完整，切勿主观推测。

第二节 体格检查

要点

体格检查基本方法是视、触、叩、听、嗅。体格检查包括一般情况、皮肤、头、眼、耳、鼻、口腔、颈部、胸部、肺部、心脏、腹部、肛门及外生殖器、脊柱和四肢、神经系统等。

必备知识

体格检查是继询问病史以后诊断和估计病情的第二个基本步骤。作体格检查时要有一间安静房间，备有钟或表、血压计、听诊器、体温计和电筒、压舌板。检查应从头到脚，由前到后，按视、触、叩、听、嗅的顺序依次进行，以免遗漏。

一 体格检查基本方法

1. 视诊

视诊是检查者用眼睛观察病人全身或局部表现的诊断方法。

2. 触诊

触诊是检查者通过手接触被检查部位时的感觉来进行判断的一种方法(图1–2–1)。

3. 叩诊

叩诊是用手指叩击身体表面某一部位使之震动产生音响，根据震动和音响的特点来判断被检查部位的脏器状态有无异常的一种方法(图1–2–2)。

4. 听诊

听诊是检查者利用听诊器听病人身体各部位活动时发出的声音，判断其正常与否的一种诊断方法(图1–2–3)。

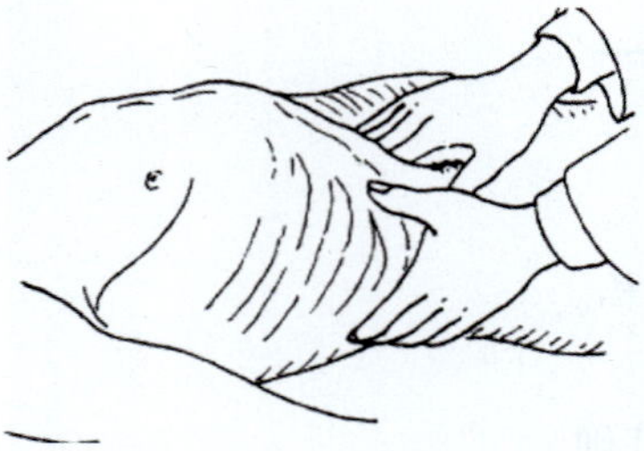

图1-2-1 触诊手法

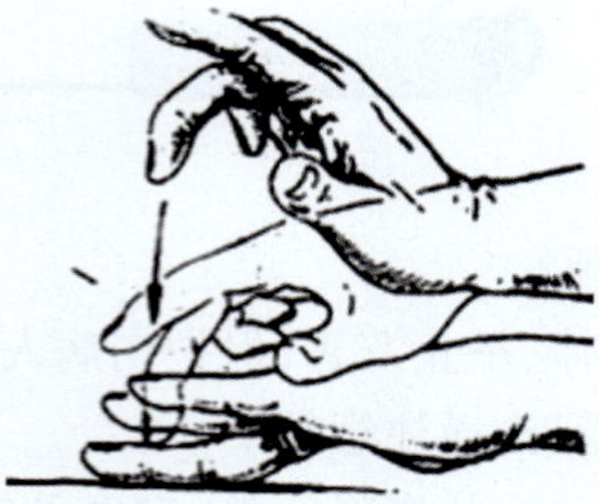

图1-2-2 叩诊手法

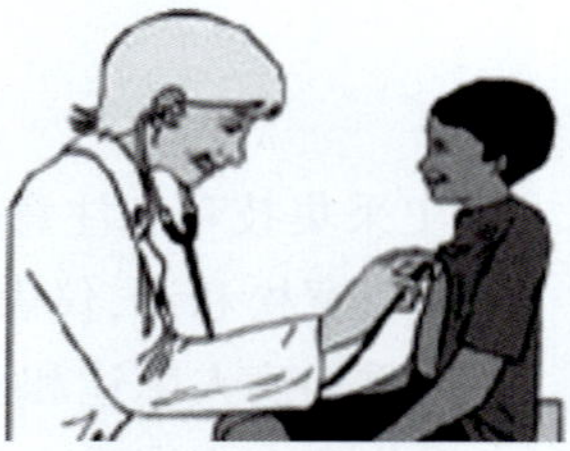

图1-2-3 听诊手法

5. 嗅诊

嗅诊是检查者通过嗅觉来发现伤病人的异常气味，判断其与疾病之间关系的一种诊断方法。例如刺激性蒜味见于有机磷杀虫药中毒，烂苹果味见于糖尿病酮症酸中毒等。

上述五种体格检查方法以视、触、叩、听为主，嗅诊有时也有特殊作用。

二 体格检查项目

体格检查包括一般情况、皮肤、头、眼、耳、鼻、口腔、颈部、胸部、肺部、心脏、腹部、肛门及外生殖器、脊柱和四肢、神经系统等十五项内容，具体如下：

1. 一般情况

一般情况包括生命体征：体温、脉搏、呼吸、血压、发育（良好、中等、欠佳）、营养（肥胖、中等、消瘦）、神志（清晰、嗜睡、昏迷）、语言状态，检查是否合作（图1-2-4）。

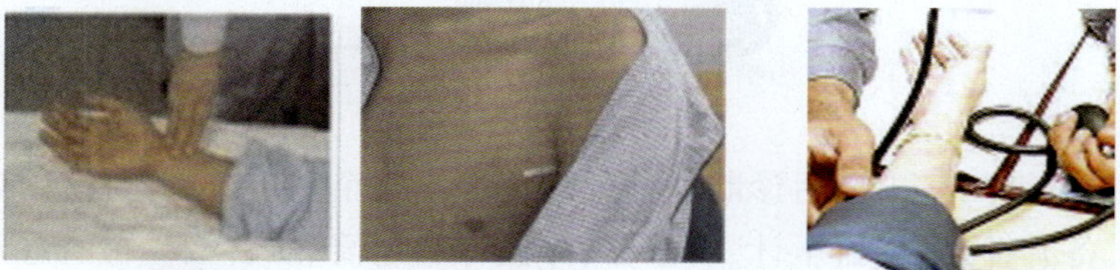

测脉搏　测体温　测血压

图1-2-4 一般情况

2. 皮肤

皮肤包括色泽（正常、潮红、黄染、紫绀、苍白）、水肿、脱水、出血点、淤斑和皮疹等，要记下皮疹、溃疡的部位，皮疹的颜色，是大斑点还是小斑点，斑点是分开的还是融合的，是否痒，是否突出皮肤，口唇和甲床颜色（发绀、苍白）。

3. 头

注意头部的形态，有无畸形、外伤、凹陷、瘢痕。

4. 眼

有无突眼，巩膜（白色的部分）是否有黄染（最好在自然光线下检查黄疸，许多正常人在人造光下巩膜呈淡黄色），眼球活动有无障碍（向上、向下、向左、向右），瞳孔大小、两侧是否等大，对光反射是否存在（当光线射入眼内时瞳孔是否缩小）。

5. 耳

耳郭有无畸形，外耳道有无出血、分泌物及感染，特别是得知或怀疑头部受伤。乳突处有无压痛，听力有无障碍。

6. 鼻

检查是否流血或有异常分泌物。

7. 口腔

有无口腔黏膜溃疡，牙龈有无溢血、溢脓。舌的颜色、运动是否有异。咽是否充血，扁桃体有无肿大、充血及分泌物。吞咽动作是否困难，口腔有无特殊气味。

8. 颈部

有无强直（方法：让病人平卧，检查者一手放在病人的脑后，令其放松，轻轻抬起头部，屈颈使下颌触及胸部，若能触及胸部为正常，若不能触及胸部，伴有抵抗感和疼痛者，即为颈强直）；颈部血管有无异常搏动及怒张；气管有无异位；两侧甲状腺是否对称，有无肿大、结节、压痛和移动性、软硬程度、震颤，听诊时局部有无血管杂音等。

9. 胸部

胸廓形态是否对称，有无畸形、隆起、肋间隙增宽或狭窄、饱满或凹陷，呼吸运动是否两侧对称。

10. 肺部（按视、触、叩、听的顺序）

视诊：呼吸类型、快慢、深浅，两侧呼吸道运动对称否。

触诊：语颤两侧是否对称，有无胸膜摩擦感。语颤检查方法：是将检查者的双手掌面放在病员两侧前胸或背部的对称部位，嘱病人呼"一、二、三"或长声"一"字，这时检查者就可在胸部或背部触及颤动感觉，这就是语颤。检查时应注意比较两侧颤动之强弱，并将双手交换位置进行重复对比，可以更准确地判定语颤的强弱。正常两侧语颤相等。

叩诊：叩诊音（清音、浊音、实音、鼓音）、肺下界及肺移动度。

听诊：听呼吸音的性质（肺泡呼吸音、支气管呼吸音、支气管肺泡呼吸音）及其强度（减弱、增强、消失），语音传导，有无胸膜摩擦音、哮鸣音、干啰音和湿啰音。

11. 心脏（按视、触、叩、听的顺序）

视诊：看心尖搏动的位置、范围、心前区有无异常搏动及膨隆，正常心尖搏位于左侧第五肋间隙锁骨中线内侧，范围不超过2 cm直径。

触诊：了解心尖搏动的部位及强弱，以及心前区有无震颤感。

叩诊：叩出心脏浊音界，可知心脏的大小。

听诊：听心率和心律、心音、杂音（应注意杂音的部位、发生的时间、程度、性质、何处最响、向何处传导），比较主动脉瓣和肺动脉瓣第二音强弱，有无心包摩擦音。

12. 腹部（按视、听、触、叩的顺序）

视诊：观察腹部的外形是否对称，有无凹陷、膨隆，呼吸运动是否均匀，有无静脉曲张及蠕动波。

触诊：患者平卧，两腿屈起，使腹肌松弛。触诊时先在腹部轻按，然后有次序地进行触诊，注意腹壁有无紧张、压痛（压痛的部位及程度）、反跳痛；有无肿块（部位、大小、形状、硬度、触痛）；肝脏有无肿大（质地硬或软，表面光滑度，压痛等），有无水波感。

叩诊：叩肝、脾浊音界，肝脾有无叩压痛，腹部叩诊（鼓音、实音）有无移动性浊音。肝区、肾区是否有压痛和叩击痛（应用拳头轻叩击），肝区位于右锁骨中线、右腋中线、肩胛下角线肝浊音界区内，肾区在背部脊柱两侧骨盆髂后上嵴与第十二肋之间。

听诊：听肠鸣音及其音质、频率，胃区有无振水音，肝脾区有无摩擦音，有无血管性杂音，并记录其部位和性质。

13. 肛门及外生殖器

肛门检查注意有无外痔、肛裂、肛瘘、脱肛或肛门周围湿疹。当怀疑有直肠内疾病及前列腺疾病时可行肛门直肠指诊。外生殖器检查注意阴茎是否有溃疡，有梅毒的话，不要去触及，尿道口有无分泌物，睾丸是否肿痛。检查腹股沟是否有肿块或疝气。

14. 脊柱和四肢

脊柱有无畸形，局部有无压痛，脊柱活动是否受限制。检查四肢关节有无畸形、肿胀及运动情况，肌肉有无萎缩，特别检查各部（手臂和腿）的活动和力量，是否有瘫痪。病人不能行走，查找原因是疼痛引起，还是瘫痪引起，瘫痪不引起疼痛。

15. 神经系统

检查四肢的运动和感觉、膝反射、跟腱反射、二头肌反射、三头肌反射、腹壁反射、提睾反射、巴彬斯基氏征、克氏征、布氏征。

巴彬斯基氏征检查法：检查者左手握住其踝部以钝器自病员的足跟部沿足掌外缘往前划至拇指基底部。阳性时拇指背屈，余四趾呈扇形散开（图1–2–5）。

克氏征检查法：病员仰卧，屈膝屈髋均成直角，再逐渐伸直其小腿，如果不足135°即引起抵抗及腿后侧疼痛者为阳性（图1–2–6）。

布氏征检查法：病员仰卧，下肢伸直，检查者一手托起患者枕部，另一手按其胸部，当头部前屈时双髋与双膝关节屈曲则为阳性（图1–2–7）。

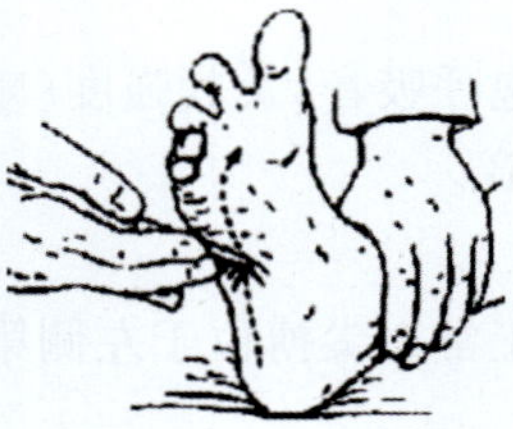

图1–2–5 巴彬斯基氏征

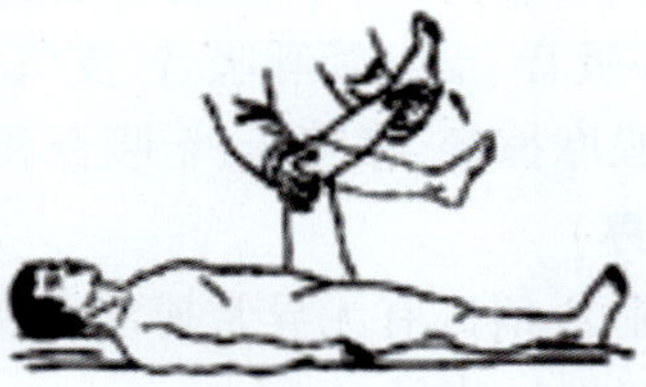

图1–2–6 克氏征

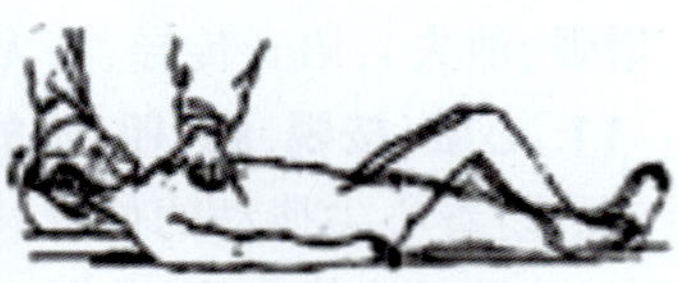

图1–2–7 布氏征

扩展知识

体格检查注意事项：

1.以伤病人为中心，注意保护伤病人，切勿生搬硬套。

2.注意环境安全，避免交叉感染。

3.站在伤病人右侧，简短言语交谈，与伤病人建立良好的关系。

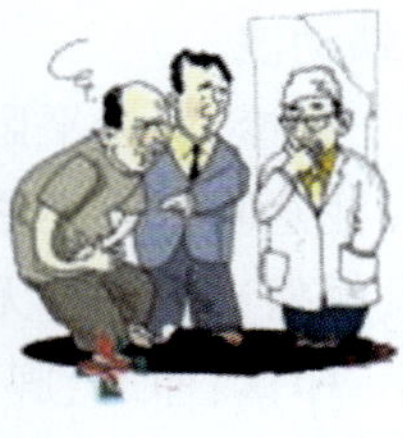

4.应用自然光，环境应温暖、安静。被检查部位充分暴露，未被检查部位适当遮盖。

5.全身体格检查应建立规范的检查顺序，要求全面、系统，但重点要突出，尤其紧急救治时。

6.手法规范,注意对照检查,结果准确。

案 例

案例1 突发性胸痛2小时。

患者×××,男性,53岁,主诉“突发性胸痛2 h”。现病史:患者于2 h前(时间)劳动中(诱因)突然出现胸痛(主要症状),左侧心前区(部位)剧烈(程度)压榨样(性质)疼痛,呈持续性疼痛,放射至左肩、左下颌,活动加剧(加重因素),休息轻度缓解(缓解因素),伴心悸、大汗、气促(伴随症状),给予救心丸、硝酸甘油片含服无好转(治疗及其效果)。既往史:体检时心电图“T波改变”,无高血压、糖尿病、高脂血症史。个人史:吸烟 2 包/日。婚育史、家族史无特殊。

体格检查:体温36.8 ℃、脉搏50次/min、呼吸30次/min、血压:86/45 mmHg,神志清,皮肤、头、眼、耳、鼻、口腔、颈部无异常。胸廓对称,无畸形,无压痛。呼吸急促,两侧肺呼吸运动对称,语颤对称,叩诊清音,无干湿罗音,无胸膜摩擦音。心前区无异常搏动及膨隆,心尖搏动减弱,心脏浊音界不大,心音低顿,无杂音。腹部、肛门及外生殖器、脊柱和四肢、神经系统体检无异常。

点评:病史采集全面、描述简明扼要,体检重点突出、准确。可以推断为急性心肌梗死。

案例2 高处跌落后神志不清30分钟。

患者×××,男性,22岁,主诉“高处跌落后神志不清30 min”。现病史:患者于30 min前从10 m高处跌落到甲板,神志不清,呼之不应,口鼻流血,伴抽搐、呕吐,右前臂肿胀。既往史、个人史、婚育史、家族史无特殊。

体格检查:体温36.0 ℃、脉搏118次/min、呼吸12次/min、血压:162/95 mmHg,深昏迷,前额见头皮下血肿,双眼右侧凝视,双瞳孔缩小,直径1.5 mm,对光反射消失,耳、鼻见血性液体流出,胸廓对称,无畸形,呈叹气样呼吸,两肺呼吸道运动对称,语颤对称,叩诊清音,无干湿罗音,无胸膜摩擦音。心前区无异常搏动及膨隆,心界不大,心音有力,无杂音。腹部无隆起,全腹柔软,无压痛及反跳痛,肝脾未触及肿大,无移动性浊音,肝区、肾区无叩击痛,肠鸣音正常。肛门及外生殖器无异常。脊柱无畸形及压痛,右前臂中段肿胀、畸形、活动受限及骨擦音。四肢肌张力正常,肌力检查不合作,生理反射存在,神经系统体检。左巴氏征(+)、克氏征(±)、布氏征(+)。

点评:昏迷患者病史采集主要为相关人员(同事)提供,系统、全面、详细体格检查此时尤为重要。本例提示重度颅脑外伤、右肱骨骨折。

思考题

1.病史采集的对象是谁,包括哪些内容?
2.现病史是指什么时间发生的病史过程,包括哪些内容?
3.既往病史包括哪些内容?
4.个人病史包括哪些内容?
5.体格检查基本方法有哪些?
6.体格检查十五项内容是哪些内容?
7.生命体征包括哪些内容?
8.心、肺、腹部体格检查的次序如何?

第三章 基本护理

护理学是一门以自然科学与社会科学为理论基础，研究在促进、维护、恢复人类健康过程中所涉及的护理理论、知识、技能及发展规律的综合性应用学科。

第一节 船上护理要求和基本内容

要点

船上护理除了为病员创造一个相对安静、舒适的病室环境外，学员要重点掌握观察患者的病情变化及生命体征的测量方法、正常值、卧床病人尤其是意识丧失病人的护理，为及时、准确诊断病情和治疗提供可靠的依据。

必备知识

一 船上护理要求

1. 病室要求

独立的房间，室内清洁、安静、床铺整齐、空气流通、有自然光线。

2. 舒适的体位

常用卧位：平卧位(仰卧)、侧卧位、俯卧位(参见图1-3-1)。意识丧失病人取平卧头侧位。

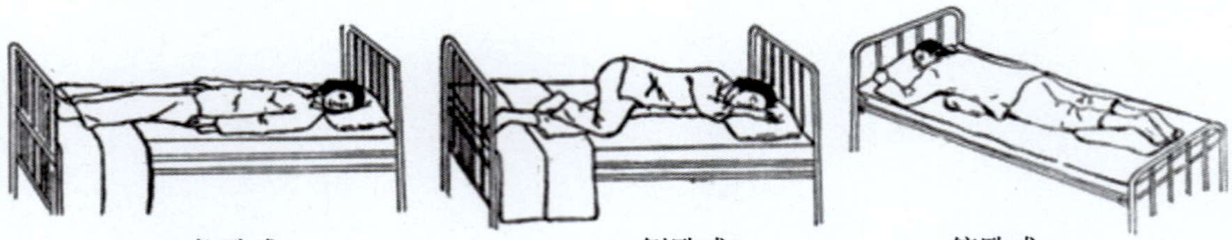

图1-3-1 常用卧位

3. 护理要求

(1)每天早晚各测一次体温、脉搏、呼吸并作记录,按病情需要测量血压,危重病人要专人护理,并密切观察生命体征。

(2)注意病人食欲和进食情况。

(3)关心和询问病人需求,注意精神变化。

(4)船舶摇摆,要注意病人安全,避免摔伤。

二 病情观察

病情观察是护理工作中的一项重要内容,及时、准确地观察病情可为诊断、治疗、护理和预防并发症提供依据。

1. 生命体征

生命体征是机体内在活动的一种客观反映,是衡量机体身心状况的可靠指标,它包括体温、脉搏、呼吸、血压。正常人的生命体征相对稳定,当机体患病时,生命体征发生不同程度的变化,因此,要密切观察生命体征的变化,为及时、准确诊断疾病提供可靠的依据。

2. 观察病人的意识状况

意识障碍可分为以下几种:

(1)嗜睡

处于睡眠状态,但可唤醒,醒后可回答问题,停止刺激后又可入睡。

(2)意识模糊

程度较嗜睡深,表现为定向障碍,可有错觉、幻觉或精神错乱等。

(3)昏睡

患者处于熟睡状态,不易唤醒,强烈刺激下可被唤醒。

(4)昏迷

最严重的一种意识障碍,意识大部分或完全丧失。

3. 观察瞳孔

注意观察两侧瞳孔的形状、大小以及对光反射是否存在等,正常瞳孔等大等圆,直径2.5~4 mm,对光反射存在。

4. 观察记录病人排泄物状况

(1)大便情况

大便的次数和形状反映消化道功能。

①便血:柏油样大便,说明胃或小肠出血;便中带血,说明降结肠、直肠或肛门出血。

②次数：菌痢，每天大便可多达15~30 次，以黏液血便为主。

③水样或米泔样便，可能是霍乱。

(2)尿

眼见血尿，可能是尿路结石，尿有苹果味，可能是糖尿病酸中毒。尿频尿急，尿道口痛感，可能是尿路感染。尿道口分泌脓液，可能是淋病。

(3)痰液

痰的量、性质与疾病有关。

①白色黏液样痰，示支气管炎。

②铁锈色痰，是大叶性肺炎的特征。

(4)呕吐物

呕吐物性质同样是疾病诊断依据。常见呕吐物黄色为胆汁；咖啡样血性为消化道溃疡或肿瘤出血；含粪样呕吐物为小肠低位梗阻。

三 生命体征的正常值、测量方法及准确记录

(一)体温

测量体温通常有三种方法：

1. 口腔测量法

口腔测温时，先要消毒体温计，将口表水银端斜放于舌下，嘱病人闭口用鼻呼吸，勿用牙咬体温计，3 min后取出。进食后应隔30 min后方可测量。正常值为36.3~37.2 ℃。

2. 直肠测量法

肛门测温需用专门的肛门测温计，使用时应在体温计头部涂些润滑剂，测温时要让病人屈膝侧躺或仰卧露出臀部，将水银头端轻轻插入肛门3~4 cm，3 min后取出，看清度数并做好记录。正常值较口腔测量法读数高0.3~0.5 ℃。

3. 腋下测量法

测量体温常用腋下测量法。先检查体温计是否完好，将水银柱甩至35 ℃以下，用纱布擦干腋下汗液，将体温计水银端放于患者腋窝深处并贴紧皮肤，防止脱落，测量10 min后取出，读取体温数并准确记录，正常值为36.0~37.0 ℃。体温测量如图1-3-2所示。

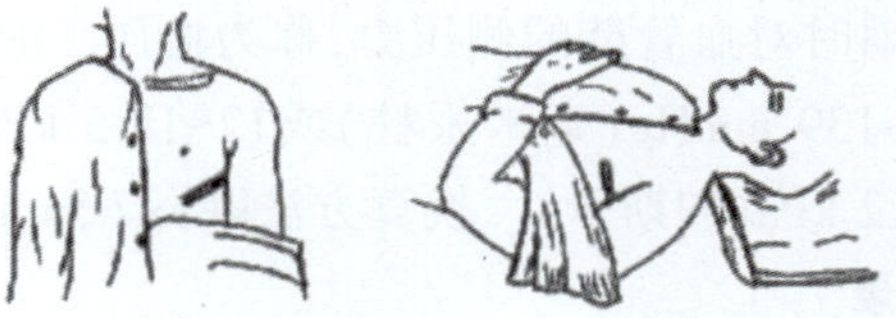

(1)　　(2)

图1-3-2 腋下体温测量法

剧烈运动、洗浴后应隔30 min再测体温，以免测量不准确。

发热程度 低度热：37.5~38 ℃；中度热：38.1~39 ℃；高热：39.1~41 ℃；超高热：41 ℃以上。

高热处理：遵医嘱处理，病人可卧床休息，多饮水，针对病因进行治疗，按病情需要选择口服退热药、注射退热针、冰敷、25%~35%酒精擦浴、32~34 ℃温水擦浴等。行降温措施30 min后测量体温，做好记录。病人寒战时要给予保暖，大量出汗时及时更换衣服和床单。

(二)脉搏

1. 正常值

脉率即每分钟脉搏跳动的次数,正常成人在安静状态下脉率为60~100次/min。

2. 测量方法及准确记录

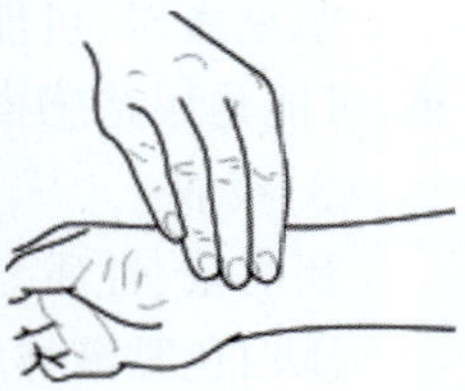

图1–3–3 脉搏测量法

测量脉搏方法:用食指、中指及无名指的指腹,放在病人的桡动脉上,以能清楚地触摸到搏动为宜。通常测30 s再乘2即为脉率,异常脉搏、危重病人应测1 min,测量完毕后准确记录,如80次/min(如图1–3–3)。

脉搏快慢与发烧程度有关,通常体温升高,脉搏也相应增快。一般体温每升高1 ℃,成人脉率增加约10次/min,儿童增加约15次/min。

(三)呼吸

1. 正常值

正常成人在安静状态下呼吸频率为16~18次/min。

2. 测量方法及准确记录

在测脉搏时,观察病人胸部或腹部的起伏,一吸一呼为一次,为避免病人主观上造成不规则呼吸,在测完脉搏后,手指仍触按在病人的桡动脉上,作诊脉手势,测量病人呼吸。通常测30 s再乘2,呼吸异常时要测1 min。呼吸微弱不易观察时,用少许棉丝置于患者鼻孔前,观察棉丝被吹动次数,计数1 min。呼吸与年龄、性别、机体活动也有关系,呼吸与脉搏比例一般为1:4,如图1–3–4所示。

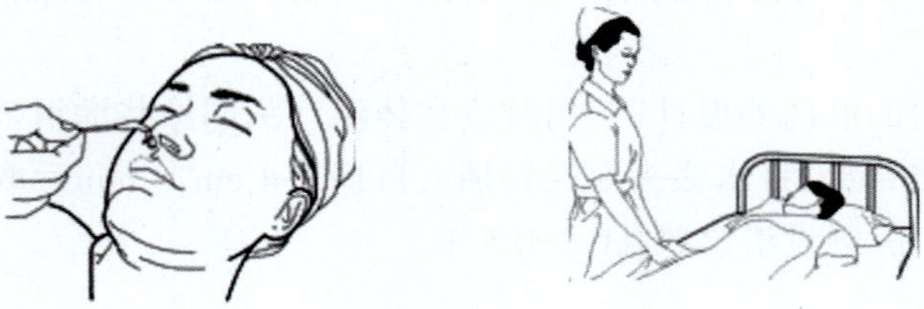

图1– 3–4 呼吸测量法

(四)血压

1. 正常值

血液在动脉血管内流动时对血管壁的侧压力,称为血压。正常成人在安静状态下血压范围:正常人收缩压为90~139 mmHg(毫米汞柱)或12~18.5 kPa(帕斯卡),舒张压为60~89 mmHg(毫米汞柱)或8~12 kPa(帕斯卡)。换算方法kPa×7.5=mmHg。

2. 测量方法及准确记录

用水银柱血压计测量血压要借助听诊器,弹簧式血压计操作方法相同。若有运动、抽烟、情绪激动等应休息30 min后再测量。

测量方法:如图1–3–5所示。

①被测者坐位,或者平卧在床上,暴露被测量的手臂,卷起衣袖到上臂,袖口不可太紧。

②打开血压计,打开水银小开关,水银处于"0"点上。

③缚血压计袖带于肘关节上方,松紧以能放一指为宜,袖带下缘距肘窝2~3 cm,戴上听诊器,把听诊器膜面放在肘关节肱动脉上(肘关节内侧),轻轻加压,用手固定,注意血压计"0"点、测量部位、被测者心脏三者应处同一水平。

④轻轻关上气球小开关，缓慢打气，打气加压至动脉搏动音消失后再升高20~30 mmHg。缓慢打开气球开关，水银缓慢下降（弹簧表式血压计指针移动），当动脉搏动音第一音出现时水银柱上所示刻度为收缩压，随后搏动音渐转强再转弱，最后一声搏动水银柱上所示的刻度为舒张压。搏动音消失后，把水银降至"0"点处，收缩压减去舒张压为脉压差。脉压差正常值为30~40mmHg。

⑤操作完成后把血压计向贮汞瓶侧倾斜大于45度角，待水银完全回流后关小开关，血压计袖带放好，小气球放在盒内右下角，关好外盒。建议使用旧单位毫米汞柱（mmHg）。

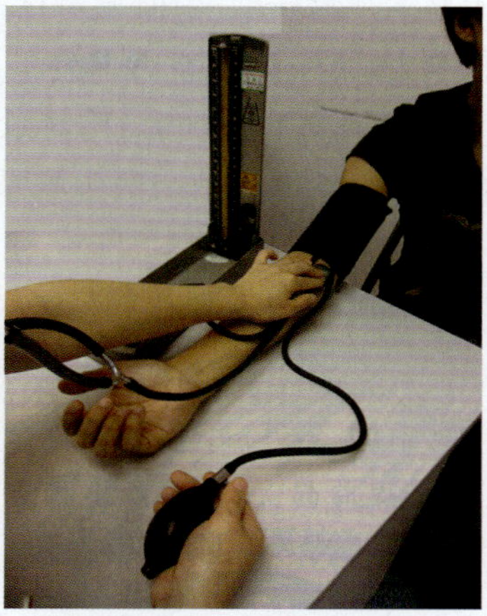
图1–3–5 上肢血压测量法

血压包括收缩压和舒张压，收缩压表示心室收缩时动脉的压力，舒张压是心室舒张时动脉的压力。其记录形式有两种：一种是mmHg（毫米汞柱），另一种是kPa（帕斯卡）；记录方法：收缩压为分子，舒张压为分母。如：120/80 mmHg（毫米汞柱），16/10 kPa（帕斯卡）。

四 卧床病人及意识丧失病人的护理

（一）卧床病人护理

1. 病床

床上用品应平整、清洁、经常更换，大小便失禁病人应使用塑料胶单和中单，并及时更换湿的或污染的床单和床垫。

2. 床上擦浴

根据天气或病情每天或隔天擦澡一次，并注意保暖。

3. 饮食

耐心、细心协助病人进食或喂食。

4. 口腔护理

每天刷牙2次或用生理盐水棉球清洁口腔，进餐后漱口，口唇干裂可涂凡士林或润唇膏。

5. 大小便护理

对卧床病人应提供大小便器具，用后及时清洁消毒，注意观察大小便数量、颜色、性质、气味等情况。尿失禁男病人，在阴茎上套一避孕套，用胶布与腹部固定，在套的盲端剪一小口，插入导尿管，导尿管与阴茎套连接处用线扎紧，不致尿液泄漏，导尿管固定于大腿一侧，导尿管接入引流袋、尿壶或瓶子，可避免尿湿床铺（图1–3–6）。

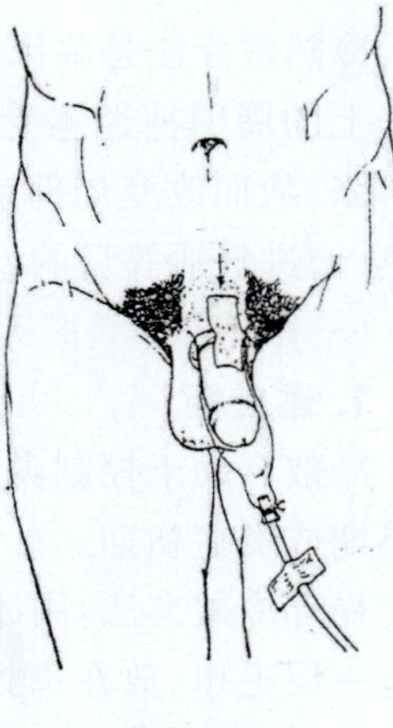
图1–3–6

（二）意识丧失病人护理

①按卧床病人的护理方法进行护理。

②卧位：平卧头侧位。

③保持呼吸道通畅。

④严密观察病情，定时监测体温、脉搏、呼吸、血压、神志和瞳孔的变化，并做好记录。

⑤专人看护，为防止褥疮发生，至少每2小时变换体位一次；每天给病人活动关节；口唇干裂者可涂凡士林或润唇膏；对眼睑不能自行闭合的病人应涂眼药膏以保护角膜。

⑥通过无线电通信与医生联系，按医嘱给药，按病情需要送医院治疗。

思考题

1.人体体温正常值是多少？

2.生命体征包括什么？

3.昏迷病人应采取何种卧位？保持什么通畅？

第二节　治疗技术

要点

病人能否得到及时的救治，正确的治疗方法是关键。因此，本节要求熟练掌握皮下注射、肌肉注射的部位、操作方法和注意事项；掌握冷热敷的适应证、方法和禁忌症；熟悉导尿术的操作步骤，从而使病人能得到及时初步的治疗，促使病人早日康复。

必备知识

一　冷热敷疗法

冷热敷疗法是临床上较常用的物理治疗方法，主要是利用低于或高于人体的温度刺激皮肤上的周围神经感受器，通过神经传导到大脑皮质，在大脑皮质的调节下引起血管收缩或扩张，从而改变局部或全身的血液循环及细胞的新陈代谢，达到止血、止痛、消炎、消肿、退热、增进舒适等目的。

（一）冷敷

1. 适应症

冷敷有助于控制炎症扩散、降低体温、减轻局部充血或出血、减轻疼痛。应用在高热、外伤早期或炎症初期。

局部冷敷方法：用冰袋装入约半袋砸碎的冰块，驱出袋内空气并夹紧袋口，套上布套或外包一层毛巾，放在患处，每次冷敷30 min。冰敷时应注意观察皮肤及患者的反应，倾听患者主诉，当出现皮肤苍白或青紫时应中断冷敷。

全身冷疗法可用25%~35% 酒精擦浴、32~34 ℃温水擦浴、4 ℃冰盐水灌肠等。

2. 禁忌部位

枕后、耳郭、阴部、心前区、腹部、足底。

(二)热敷

1. 适应症

热敷有助于促进血液循环,加速炎症吸收、减轻疼痛和保暖。可用于软组织受伤后期、炎症后期或早产儿、末梢循环不良等患者的保暖。

2. 热敷种类

(1)干热法

用热水袋装入热水1/2~2/3满,水温为60~70 ℃。驱出袋内空气并夹紧袋口,套上布套或根据需要再在外包一层毛巾,放在患处,每次热敷30 min。热敷时应注意观察皮肤及患者的反应,倾听患者主诉,意识不清病人水温50 ℃以下,(注意避免烫伤)热水袋套外再用布或毛巾包裹。

(2)湿热法

湿热敷、热水坐浴、温水坐浴等,水的温度为50 ℃,具体视病人的耐受力而定。

3. 禁忌

急性腹部疾病未明确诊断时、内出血、软组织受伤初期、危险三角区有炎症时、未明原因的腹痛、阑尾炎及面部感染时不能热敷。

二 导尿术

(一)导尿前自行排尿方法

导尿术是指在严格的无菌操作下,用导尿管经尿道插入膀胱引出尿液的方法。导尿术易引起医源性感染,因此,导尿前应尽可能帮助病人自行排尿,方法如下:

①声音暗示法:如听流水声、用温水缓缓冲洗会阴等。

②尽量采取病人习惯的姿势排尿。

③用热水袋热敷和轻轻按抚下腹部膀胱区。上述方法无效,可用无线电咨询,行导尿术。

(二)男性导尿术操作步骤

①物品准备:一次性导尿包、双腔导尿管、碘伏消毒液、无菌手套、引流袋等,检查物品是否在有效期内。

②导尿前向病人做好解释以取得合作,调室温,遮挡病人,操作者洗手。

③病人仰卧,暴露生殖器,用碘伏消毒局部。

④打开导尿包外层及内层包布。

⑤戴无菌手套,铺手术孔巾,用消毒石蜡油润滑导尿管。

⑥局部再次用碘伏(忌用碘酒、酒精)消毒,自尿道口由内向外旋转擦拭消毒。

⑦左手提起阴茎,使之与腹壁成60°,右手持钳夹导尿管近端,对准尿道口缓缓插入(参见图1-3-7、图1-3-8)。

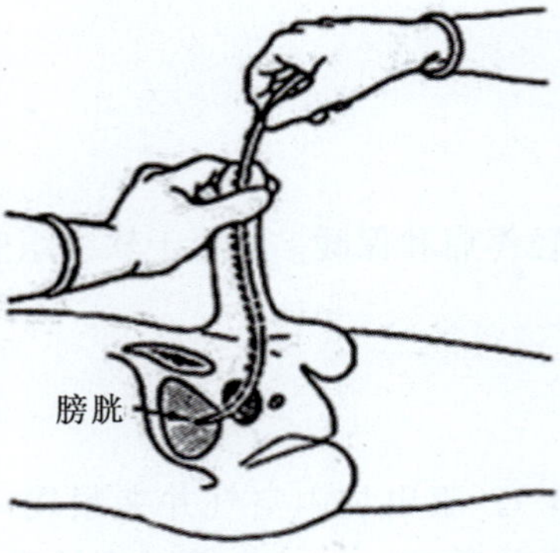

图1–3–7 男性导尿术

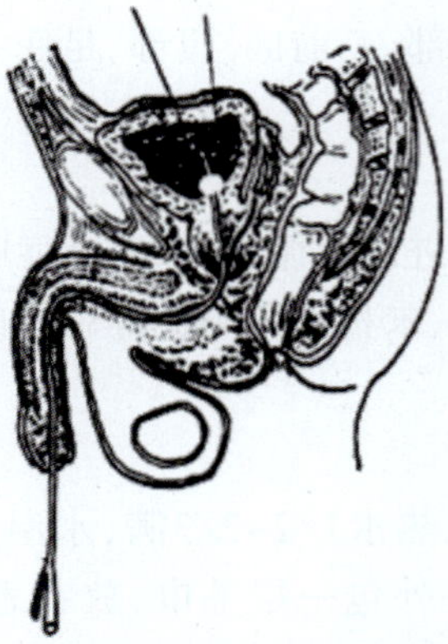
图1–3–8 男性尿道解剖

⑧成人插入导管约20 cm，见尿液流出时再送入4~5 cm。

⑨在气囊导管开口处用注射器（去掉针头）注入10~15 mL生理盐水固定尿管，接引流袋，第一次放出尿量不应超过1000 mL，以防腹压突然降低而引起虚脱，或因膀胱内压力突然降低而引起膀胱黏膜急剧充血，导致血尿。

⑩拔尿管时用注射器抽出盐水即可拔管。

三 注射技术

（一）皮下注射

将药液注入皮下组织的方法。

1. 注射部位

上臂三角肌下缘。

选择注射部位要避免损伤神经和血管，不能在局部皮肤肌肉有损伤、炎症、硬结、瘢痕或皮肤疾患处进针。

病人体位：叉腰坐位或卧床。

2. 操作步骤

如图1–3–9所示。

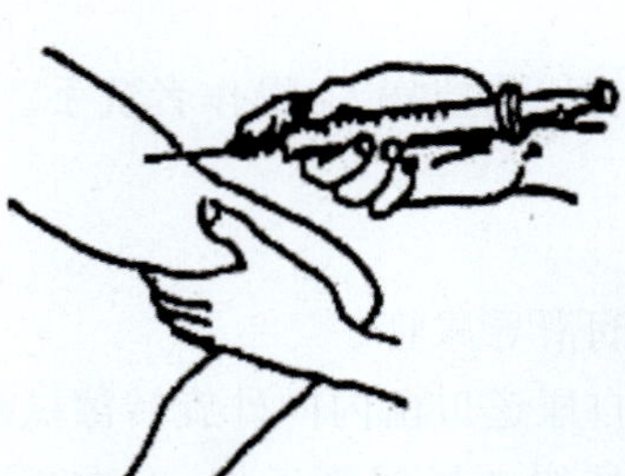
皮下注射法

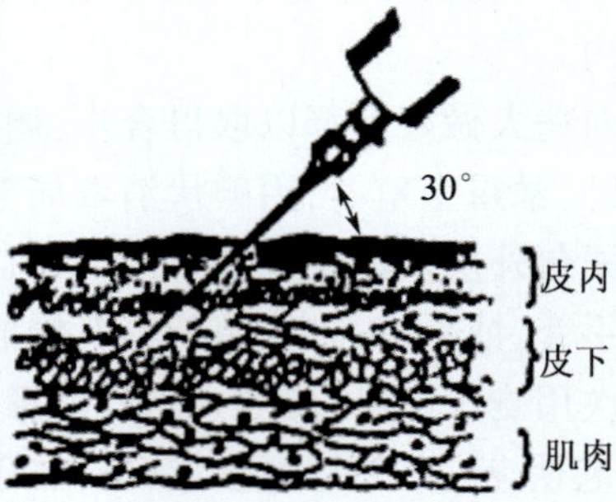

皮下注射进针角度

图1–3–9 皮下注射法

①严格执行无菌操作原则，操作者洗手，做好病人解释工作。

②准备物品：药物、一次性注射器、消毒棉签、砂轮、2%碘酒、75%酒精或安尔碘。

③核对检查：病人姓名、药名、药物浓度、剂量、用药方法和时间、有效期、药液有无变质和沉淀、安瓿有无裂痕、注射器消毒有效期、包装有无破损。

④药液安瓿要消毒后开启吸药，瓶盖开启消毒后吸药，排尽注射器内的空气。

⑤选择注射部位：上臂三角肌下缘。

⑥消毒注射部位，先用碘酒，后用酒精脱碘，从进针点由里到外，螺旋式，直径5 cm以上。

⑦左手绷紧注射部位皮肤，右手持注射器，食指固定针栓，针头斜面向上和与皮肤成30°~40°进针，迅速刺入针头的1/2~2/3，左手抽吸无回血，缓慢推注药液。

⑧注射完毕，用干棉签轻压局部快速拔针，清理用物，再次核对上述内容。

3. 注意事项

①刺激性强或剂量较大的药物不宜皮下注射。

②注射少于1 mL的药液，必须用1 mL注射器，保证药量准确。

③长期注射者注意更换注射部位，有利于药物吸收。

（二）肌肉注射

将药液注入肌肉组织的方法。

1. 注射部位

选择肌肉组织较厚，离大血管及神经较远的部位，如臀大肌、臀中肌等，选择注射部位要避免损伤神经和血管，不能在局部皮肤肌肉有损伤、炎症、硬结、瘢痕或皮肤疾患处进针。

选位方法：十字法——从臀裂顶点向左或右画一水平线，然后从髂嵴最高点画一垂直平分线，将一侧臀部分为4个象限，外上四分之一为注射部位；连线法——取髂前上棘与尾骨连线的外上三分之一为注射部位（图1-3-10）。

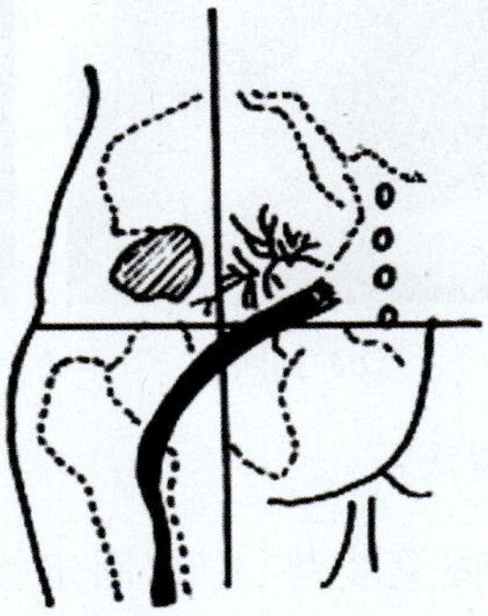

肌肉注射选择部位法之一——十字法

(a)

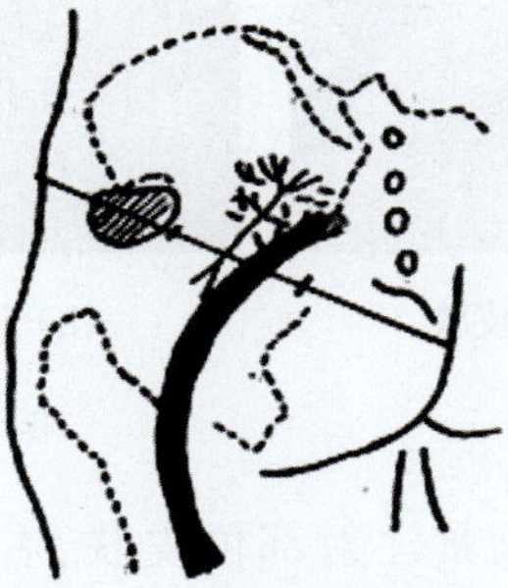

肌肉注射选择部位法之二——连线法

(b)

图1-3-10 肌肉注射定位法

2. 操作步骤

①严格执行无菌操作原则，操作者洗手，做好病人解释工作。

②准备物品：药液、一次性注射器、消毒棉签、砂轮、2%碘酒、75%酒精或安尔碘。

③核对检查：病人姓名、药名、药物浓度、剂量、用药方法和时间、有效期、药液有无变质和沉淀、安瓿有无裂痕、注射器消毒有效期、包装有无破损。

④药液安瓿或瓶盖要消毒后开启吸药，排尽注射器内的空气（图1-3-11）。

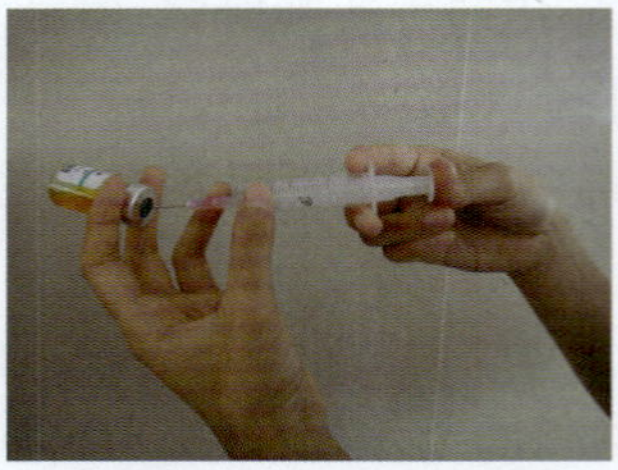

将无菌注射用水注入装有药物的小瓶中

(a)

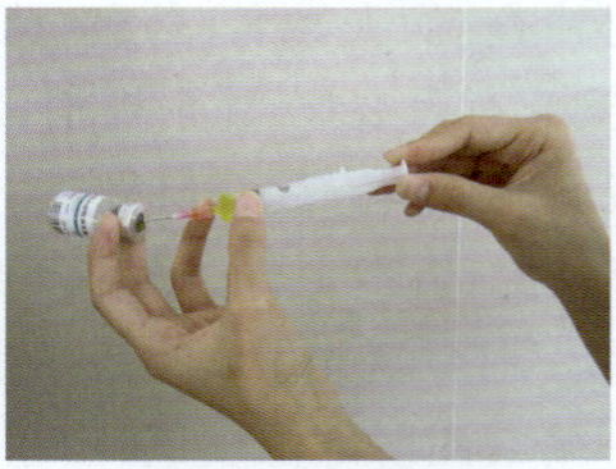

将已溶解的药物从小瓶中抽出

(b)

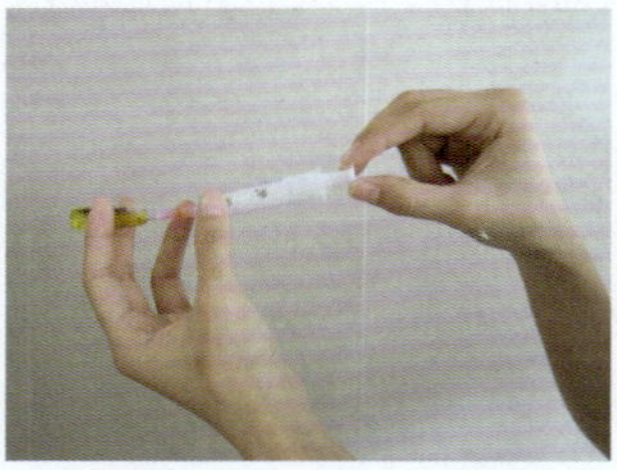

用注射器从玻璃安瓿中抽取药液

(c)

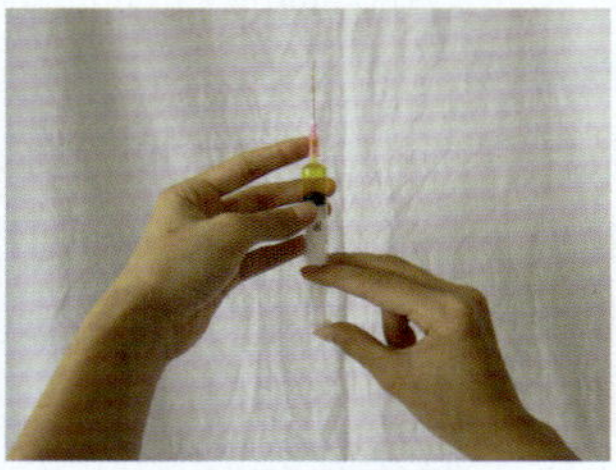

排尽药液中的气体

(d)

图1-3-11 注射器抽液排气法

⑤选择注射部位：常用连线法——取髂前上棘与尾骨联线的外上三分之一处，定位要准确，避免损伤坐骨神经。

⑥消毒注射部位，先用碘酒消毒，后用酒精脱碘，从进针点由里到外，螺旋式，直径5 cm以上。

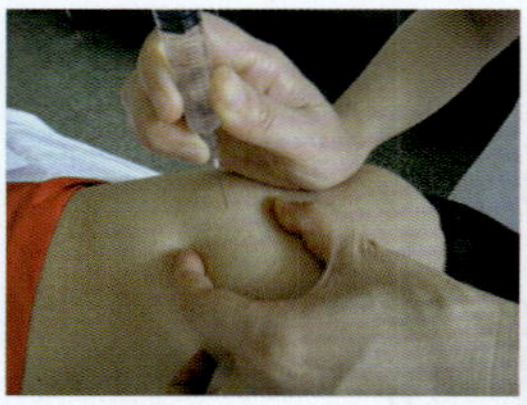

(a) 绷紧皮肤

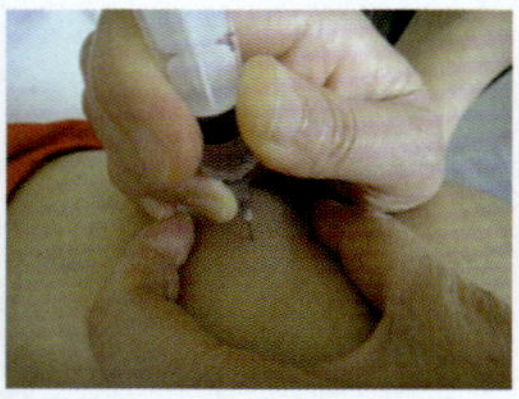

(b) 进针

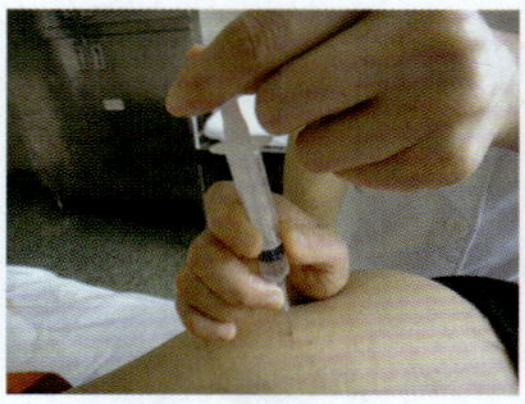

(c) 抽回血

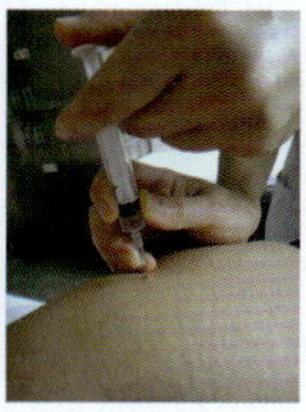

(d) 推药液

图1-3-12 肌肉注射法

⑦左手绷紧注射部位皮肤，右手持注射器如握笔姿势，中指固定针栓，针头与皮肤成90°进针，进针深度约2~3 cm（视病人胖瘦适当调整），左手抽吸无回血，即可注入药液（图1-3-12）。

⑧注射完毕，用干棉签轻压局部快速拔针，清理用物，再次核对上述内容。

3. 注意事项

①需要两种药物同时注射，应注意配伍禁忌。

②选择注射部位时避免损伤神经和血管，同时应当避开炎症、硬结、瘢痕等部位，无回血时方可注射。

③注射时切勿将针梗全部刺入，以防针梗从根部折断。

思考题

1.导尿病人局部消毒用什么消毒液？
2.未明原因的腹痛、阑尾炎及面部感染时能热敷吗？
3.皮下注射、肌肉注射时回抽，注射器有血液返流，可以注药吗？
4.注射部位的消毒范围是多大？用什么消毒？
5.如果臀部肌肉注射定位不准确，可能会损伤什么神经？
6.皮下注射、肌肉注射的进针角度是多少？
7.肌肉注射部位如何定位？
8.注射前检查核对什么内容？
9.注射部位有发炎、化脓感染、硬结、疤痕及患皮肤病处能否进针？

第四章 船舶药品、器械的使用

第一节 药品领入、储存保管与使用原则

要点

药品领入有一定的相关程序,药品储存注意按照温度、湿度、避光等规定的条件。掌握药品的储存保管及使用原则,了解药品领入程序。

必备知识

一 药品领入

船舶药品配备目录主要参照世界海事组织规定并根据本国实际情况作相应调整。领用药品一般定点供应,领入数量按目录根据航线远近、人员配备而定。目录中每一药物都有利用之机会,每次出航前都要及时补充,检查失效期,及时予以更换。领取药品应使用药品通用名。

二 药品储存保管

必须按药品说明书储藏药品。如:常温(10~30 ℃)、阴凉处(≤20 ℃)、冷藏(冰箱2~8 ℃)、避光等。一般,药品不可冷冻。

通常由船上受专门医务技术训练的驾驶员负责药品的管理与使用。船上应设药品储存间,且配有两套钥匙,一套由负责医务的驾驶员专用,一套存于船长处。药品储存间应有专门柜子和抽屉存放各类药品,必要时应配备冰箱。特殊管理的药品如:麻醉药品,一、二类精

神药品,应单独存放加锁。药柜应有保护隔、分隔板,抽屉应有搭扣以防船摇晃时药品撒落。药品存放尽量按药物剂型(内服、外用、注射)及药理作用归类摆放。储存柜或抽屉贴有标签,标示药名。标签颜色应有区别,如:内服药为白底蓝框、外用及注射药为白底红框、特殊管理的药品为白底黑框。

麻醉药品,远洋船每抵外港均需申报并封存。在国外如需补充此类药物,只能从规定的机构获得,并需要船东或船长签名的订单。

药品使用备用记录本记录。一般来说,除特殊管理的药品使用记录本保存三年,其他药品使用记录本保存一年。特殊管理的药品使用记录应一式两份,另一份放船长处,以备核对。

三 药品使用原则

在药品使用前要尽量诊断明确,使用药品时详读药品说明书,了解所用药物的规格、剂量、适应症、使用方法、不良反应与注意事项等。一般药物的不良反应不严重,如消化系统不适、头痛等,不影响继续用药。如出现皮疹、哮喘、黄疸、酱油色尿等则需要立即停药。

特殊管理的药品、药理作用较强的药品,船上负责医疗救护的人员需经无线电医疗咨询指导,谨慎用药。

第二节 药物的治疗作用和不良反应

要点

药物治疗作用分为对因治疗和对症治疗。药品不良反应包括副作用、毒性反应、后遗效应和变态反应。掌握药物治疗作用的概念及药品不良反应的概念与分类。

必备知识

一 药物的治疗作用

治疗作用指药物所引起的符合用药目的的作用,是有利于防病、治病的作用。根据治疗作用的效果,可将其分为对因治疗和对症治疗。前者是指消除原发致病因子的治疗,例如抗生素杀灭体内致病微生物、解毒药促进体内毒物消除等;后者系指改善症状的治疗,例如高热时,应用解热镇痛药阿司匹林,解除发热给病人带来的痛苦。有时对症治疗对维持重要的生命指标,赢得对因治疗的时机非常重要,例如对休克、心力衰竭、脑水肿、惊厥等临床急症进行分秒必争的抢救多属对症治疗。

二 药物的不良反应

药物的不良反应是指那些不符合药物治疗目的,并给病人带来病痛或危害的反应。治疗作用与不良反应是药物本身所固有的两重性作用。

药物的不良反应主要有以下几类：

1. 副作用

副作用是指药物在治疗剂量时引起的，与治疗目的无关的作用，给病人带来轻微的不舒适或痛苦，多半是可以恢复的功能性变化。

2. 毒性反应

一般是用量过大或用药时间过长，药物在体内蓄积过多引起的严重不良反应。有时用药剂量不大，但机体对药物过于敏感也能出现毒性反应。绝大多数药物都有一定的毒性，例如治疗慢性心功能不全的药物地高辛过量可引起心律失常，水杨酸盐可引起恶心、呕吐、耳鸣等。

3. 后遗效应

后遗效应是指停药后血浆药物浓度下降至阈浓度以下时残存的药理效应。例如服用巴比妥类催眠药后，次晨仍有困倦现象。

4. 变态反应

是药物引起的免疫反应，包括免疫学中的各种免疫反应，反应性质与药物原有效应无关，药物本身、药物的代谢产物、制剂中的杂质或辅料均可成为致敏原。

机体的生理病理状况、性别、年龄、遗传因素、用药剂量、用药时间、药物相互作用、环境因素以及机体的自身内环境的稳定情况均可影响不良反应的发生。例如，头孢菌素类能增强氨基糖苷类的肾毒性；服用或局部外用某些药物后再经日光照射可产生光过敏效应；广谱抗生素抑制肠道正常菌群间的平衡容易诱发菌群失调；激素类、雌激素或同化激素往往破坏机体内分泌系统的平衡，引发不良反应或药源性疾病。

第三节　主要药物使用的适应证、用法用量及注意事项

要点

掌握抗感染药物、镇痛药、抗变态反应药物、心血管系统急救药物、抗休克的血管活性药、呼吸系统的药物、消化系统的药物、泌尿系统的药物的分类、临床应用、用法用量、注意事项，熟悉和了解各类药物的规格。

必备知识

一　抗感染药物

抗感染药物是指能杀灭或抑制引起人体感染的细菌、病毒和寄生虫的药物，包括抗生素、化学合成抗菌药、植物来源的抗菌药以及抗厌氧菌药、抗结核药、抗麻风药、抗真菌药、

抗病毒药、抗疟药、抗原虫药和抗蠕虫药等。

(一)抗生素

抗生素是指由细菌、真菌或其他微生物在生活过程中所产生的具有抗病原体或其他活性的一类物质。

1. β-内酰胺类抗生素—头孢菌素类

(1)头孢拉定(一代头孢菌素)[先锋霉素Ⅵ]

临床应用:本品耐酸,故可口服,也可用于注射。对耐药性金黄色葡萄球菌及其他多种对广谱抗生素耐药的杆菌等有迅速而可靠的杀菌作用。主要应用于泌尿系统感染、呼吸系统感染、软组织感染等,如肾盂肾炎、膀胱炎、肠炎、痢疾、支气管炎、肺炎、耳鼻喉感染等。

规格:胶囊剂,每粒0.25 g,0.5 g;注射剂,每瓶0.5 g,1 g。

用法用量:口服,成人0.25~0.5 g/次,每6 h服一次,严重感染者每次可增至1 g,但每天总量不超过4 g。静脉滴注、静脉注射或肌内注射,成人,一次0.5~1.0 g,每6 h一次,一日最高剂量为8 g。配制肌内注射用药时,将2 mL注射用水加入0.5 g装瓶内,须作深部肌内注射。配制静脉注射液时,将至少10 mL注射用水或5%葡萄糖注射液注入0.5 g装瓶内。配制静脉滴注液时,将适宜的稀释液10 mL注入0.5 g装瓶内,然后再以氯化钠注射液或5%葡萄糖液作进一步稀释。

注意事项:偶有胃肠道功能紊乱如恶心、呕吐、腹泻以及皮疹、荨麻疹等,和青霉素有部分交叉过敏。

(2)头孢呋辛钠(二代头孢菌素)

临床应用:主要应用于敏感的革兰氏阴性菌所致的呼吸道、泌尿系统、皮肤和软组织、骨和关节等的感染,如:扁桃体炎、肾盂肾炎、膀胱炎、丹毒、创伤感染等。

规格:片剂,每片0.125 g,0.25 g;注射剂,每瓶0.75 g,1.5 g。

用法用量:口服,成人一般每次0.25 g,每日两次。重症感染或怀疑是肺炎时,每次0.5 g,每日两次;一般泌尿感染,每次0.125 g,每日两次;对无并发症的淋病患者推荐剂量为1 g,单次服用。肌肉注射或静脉给药,每次0.75 g,每日3次。对于较严重的感染,剂量应增至每次1.5 g,每日3次;静脉注射给药,每日总剂量为3 g至6 g。肌肉注射,将本品加入注射用水3 mL,轻轻摇匀,可配成不透明的混悬液;静脉给药,每0.75 g本品,用注射用水约10 mL,使溶解成澄明溶液,缓慢静脉注射或加到墨菲管中随输液滴入。

注意事项:

①对青霉素过敏或过敏体质者慎用。

②不良反应有皮肤瘙痒、胃肠道反应、肾功能改变等。

③能引起伪膜性肠炎,应警惕。

(3)头孢曲松钠(三代头孢菌素)

临床应用:用于敏感致病菌所致的下呼吸道、尿路、胆道感染,以及腹腔感染、皮肤软组织感染、骨和关节感染、败血症、脑膜炎等。

规格:注射剂,每瓶0.5 g,1 g,2 g。

用法用量:一般感染,每日1 g,一次肌内注射或静注。严重感染,每日2 g,分两次给予。肌内注射:将1次药量溶于适量0.5%盐酸利多卡因注射液,作深部肌内注射。静脉注射:按

1 g药物用10 mL灭菌注射用水溶解，缓缓注入。静脉滴注：成人1次量1 g或一日量2 g，溶于等渗氯化钠注射液或5%~10%葡萄糖液50~100 mLl中。

注意事项：有胃肠道疾病史者慎用，和青霉素有部分交叉过敏。

2. 氨基糖苷类抗生素

硫酸庆大霉素

临床应用：本品为广谱抗生素，对多种革兰氏阴性菌及阳性菌都具有抑菌和杀菌作用。主要用于败血症、呼吸道感染、胆道感染、腹膜炎、尿路感染等。

规格：注射剂，每支8万单位。

用法用量：肌注，8万单位/次，2次/日。静滴，加入到50~200 mL的0.9%氯化钠溶液或5%葡萄糖溶液中，缓慢滴注，16万单位~24万单位/日。鞘内及脑室给药：成人一次4~8 mg，注射时应将药液稀释至不超过0.2%的浓度。

注意事项：

①交叉过敏，对一种氨基糖苷类抗生素过敏者禁用。脑神经损害、重症肌无力或帕金森病及肾功能损害者慎用。

②本品用药过程中可能出现听力减退、耳鸣或耳部饱满感等耳毒性反应，对前庭神经影响较大，可出现头昏、眩晕、耳鸣等。

③对肾功能不全应注意肾毒性反应。

④本品不宜静脉推注。

3. 四环素类

四环素

临床应用：可用于敏感微生物所致的立克次体病、支原体属感染、衣原体属感染、兔热病、鼠热等。

规格：片剂，每片0.25 g。

用法用量：口服，成人常用量，一日3~4次，一次0.5 g。

注意事项：本品宜空腹服用，不良反应有胃肠道症状、变态反应及二重感染等，服药时应多饮水，避免卧床服药，以免滞留食道引起溃疡。本品可致肝毒性和肾毒性，肝、肾功能不全者慎用。

4. 大环内酯类抗生素

(1)琥乙红霉素[利君沙]

临床应用：本品对革兰氏阳性菌有强大的抗菌作用。对部分革兰氏阴性菌亦有作用。主要用于链球菌、耐药金黄色葡萄球菌所致的各种严重感染，如败血症、脓毒血症、肺炎、扁桃体炎、支气管炎、百日咳、中耳炎、牙科疾患等。

规格：片剂，每片0.25 g。

用法用量：口服，0.25~0.5 g/次，3~4次/日。

注意事项：

①有消化道反应，恶心、呕吐、腹痛、腹泻等。

②偶可引起肝脏损害，表现黄疸与谷丙转氨酶升高。原有肝病患者慎用。

(2)阿奇霉素

临床应用:本品的抗菌谱与红霉素相近,作用较强。

①化脓性链球菌引起的急性咽炎。

②敏感细菌引起的鼻窦炎、急性支气管炎及皮肤软组织感染。

③肺炎链球菌以及肺炎支原体所致的肺炎。

规格:片剂,每片250 mg,500 mg;注射剂,每瓶500 mg。

用法用量:口服,每日1次,每次500 mg。静脉滴注,500 mg/次,1次/日,以注射用水5 mL溶解后,加入至250 mL或500 mL的0.9%氯化钠或5%葡萄糖液中。

注意事项:

①有胃肠道反应、皮肤反应、神经系统反应,少数出现白细胞减少。

②肝肾功能不全者慎用。

5. 其他类

克林霉素

临床应用:主要用于厌氧菌(包括脆弱拟杆菌、产气荚膜杆菌、放线菌等)引起的腹腔感染。还用于敏感的革兰氏阳性菌引起的呼吸道、关节和软组织、骨组织、胆道等感染及败血症、心内膜炎等。是金黄色葡萄球菌骨髓炎的首选治疗药物。

规格:胶囊剂,每粒150 mg;注射剂,每瓶600 mg。

用法用量:口服,成人,1次0.15~0.3 g,一日3~4次。成人革兰氏阳性需氧菌感染,一日600~1200 mg,分2~4次肌内注射或静脉滴注;厌氧菌感染,一般1日1200~2700 mg,极严重感染可用至4800 mg/日。肌内注射量1次不超过600 mg,超过此量则应静脉给予。静脉滴注前应先将药物用输液稀释,600 mg药物应加入至不少于100 mL的生理盐水或5%葡萄糖稀释液中。

注意事项:

①与林可霉素间有交叉过敏。

②肝功能不全者慎用。

③因不能透过血脑屏障,不用于脑膜炎。

(二)化学合成的抗菌药

1. 磺胺类

复方磺胺甲噁唑[复方新诺明]

临床应用:可用于支气管炎、肺部感染、尿路感染、伤寒、菌痢等。

规格:片剂,每片0.4g:80 mg。

用法用量:口服,成人2片/次,2次/日。

注意事项:

①同时服用等量碳酸氢钠并多喝水。

②副作用有白细胞减少、皮疹、胃肠道刺激等。

③蚕豆病患者不宜服用。

2. 喹诺酮类

(1)环丙沙星[息复欢]

临床应用:本品对革兰氏阴性菌有强大的抗菌作用。对葡萄球菌、肺炎双球菌也有良好的抗菌作用，主要用于泌尿生殖系统、肠道、呼吸道、骨关节、皮肤软组织等感染。

规格：片剂，每片0.25 g，0.5 g；注射剂，每瓶0.1 g，0.2 g。

用法用量：口服，成人0.5 g/次，1~2次/日。静滴，0.1~0.2 g/次，12 h/次，滴注时间至少30分钟以上，严重感染可加大剂量至0.4 g/次，一天2~3次。

注意事项：

①常见的副作用为皮疹，胃肠道反应如恶心、上腹部不适等，出现反应应立即停药并给予适当治疗，但禁用抑制胃肠道蠕动药。使用药物过程中可发生光敏反应，应避免过度曝露于阳光，出现光敏反应应立即停药。

②对本品过敏者禁用。

③大剂量使用或尿液pH值在7以上时可发生结晶尿，应大量饮水，保持24 h排尿量在1200 mL以上。

④严重肝功能障碍者慎用。肾功能减退者应调整给药剂量。原有中枢神经系统疾病如癫痫者应避免使用。

(2)左氧氟沙星

临床应用：本品适用于敏感菌引起的泌尿生殖系统感染、呼吸道感染、急性单纯性下尿路感染、细菌性前列腺炎、骨和关节感染、败血症等全身感染。

规格：片剂，每片100 mg，200 mg；注射剂，每瓶300 mg。

用法用量：口服，每次100 mg，每日2次，根据感染程度可增减，最多每次200 mg，每日3次。静脉滴注，成人每日0.3~0.6 g，分1~2次静滴，滴注时间应大于60 min，根据感染程度可增减剂量。

注意事项：

①用药期间应避免过度暴露于阳光，出现光敏反应或皮肤损伤应停用本品。大剂量使用或尿液pH值在7以上时可发生结晶尿，应大量饮水，保持24 h排尿量在1200 mL以上。

②对喹诺酮药物过敏者、癫痫患者、孕妇及18岁以下青少年禁用。肾功能和肝功能减退者，应根据情况调整剂量。

③性病患者治疗时应进行梅毒血清学检查，以免耽误对梅毒的治疗。

④本品注射液不宜与其他药品混合滴注。

3. 硝咪唑类

甲硝唑［灭滴灵］

临床应用：治疗阿米巴病、抗厌氧菌等作用。

规格：片剂，每片0.2 g；注射剂，每瓶500 mg。

用法用量：

①治疗阿米巴痢疾及无症状带虫者：口服，0.4~0.8 g/次，3次/日，5~10天为 1 疗程。

②治疗厌氧菌感染：口服，0.2~0.8g/次，3次/日，7日为 1 疗程。也可用静脉滴注，一次500 mg。

注意事项：

①可有食欲减退、恶心、腹泻等胃肠道症状。

②有器质性中枢神经系统疾病及血液病患者禁用。

(三)抗真菌药

1. 伊曲康唑

临床应用:主要应用于深部真菌所引起的系统感染,如芽生菌病、组织胞浆菌病、类球孢子菌病、着色真菌病、孢子丝菌病、球孢子菌病。也可用于念珠菌病和曲菌病。

规格:片剂,每片100 mg,200 mg。

用法用量:一般为一日100~200 mg,顿服。短程间歇疗法:一次200 mg,一日2次,连服7日为1疗程,停药21日,开始第2疗程。

注意事项:肝、肾功能不全者,心脏病患者应慎用。

2. 氟康唑

临床应用:应用于敏感菌所致的各种真菌感染,如隐球菌性脑膜炎、复发性口咽念珠菌病等。

规格:胶囊剂,每片50 mg,100 mg,150 mg或200 mg;注射剂,每瓶200 mg。

用法用量:念珠菌性口咽炎或食管炎:第1日口服200 mg,以后每日口服100 mg;念珠菌系统感染和隐球菌性脑膜炎:第1日400 mg,以后每日200 mg;注射给药的用量与口服量相同。可加入葡萄糖液、生理氯化钠液、乳酸钠林格液中滴注。

注意事项:

①对本药或其他吡咯类药过敏者禁用。

②用药期间应监测肝肾功能。

(四)抗病毒药

1. 利巴韦林[病毒唑、三氮唑核苷]

临床应用:适用于呼吸道合胞病毒引起的病毒性肺炎与支气管炎、皮肤疱疹病毒感染。

规格:片剂,每片50 mg,100 mg;注射剂,每瓶100 mg。

用法用量:

①口服,病毒性呼吸道感染:成人一次0.15 g,一日3次。皮肤疱疹病毒感染:成人一次0.3 g,一日3次。

②注射,用氯化钠注射液或5%葡萄糖注射液稀释成每1 mL含1mg的溶液后缓慢静脉滴注。成人一次0.5 g,一日2次,每次滴注20分钟以上。

注意事项:严重贫血、肝功能异常者慎用。

2. 阿昔洛韦[无环鸟苷]

临床应用:治疗单纯性疱疹、带状疱疹、疱疹性角膜炎、生殖器疱疹。

规格:片剂,每片200 mg;注射剂,每瓶0.5 g。

用法用量:口服,1次200 mg,每4小时1次或一日1 g,分次给予。静脉滴注,1次用量5 mg/kg,取本品0.5 g加入10 mL注射用水中,使浓度为50 g/L,再用氯化钠注射液或5%葡萄糖注射液稀释至少100 mL。使最后药物浓度不超过7 g/L。

注意事项:

①常见的副作用有胃肠功能紊乱、头痛、斑疹。

②对肾功能有损伤的患者应调整剂量。

(五)抗疟药

青蒿琥酯

临床应用:主要用于控制疟疾症状。该药适用于脑型疟疾及各种危重疟症的抢救。

规格:每片50 mg。

用法用量:口服,一日2次,首剂100 mg,第2日起50 mg,连服5日。

注意事项:孕妇应慎用。

二 镇痛药

(一)吗啡

临床应用:1.镇痛,现仅用于创伤、手术、烧伤等引起的剧痛。2.心肌梗死。3.心源性哮喘。4.麻醉前给药。

规格:片剂,每片5 mg,10 mg;注射剂,每支5 mg,10 mg。

用法用量:1.常用量:口服,一次5~15 mg,一日15~60 mg;皮下注射,一次5~15 mg,一日15~40 mg;静脉注射,5~10 mg。2.极量:口服,一次30 mg,一日100 mg;皮下注射,一次20 mg,一日60 mg;硬膜外腔注射,一次极量5 mg,用于手术后镇痛。

注意事项:

①强效镇痛药因连续使用可致成瘾性,故此类药物又称为"麻醉性镇痛药",仅限于急性剧烈疼痛的短期使用或晚期癌性疼痛,属于严格管理的药物之一,应按《国家麻醉药品管理办法》执行。

②禁与以下药物混合注射:氯丙嗪、异丙嗪、氨茶碱、巴比妥类、苯妥英钠、碳酸氢钠、哌替啶等。

③胆绞痛、肾绞痛需与阿托品合用。

④应用过量,可致急性中毒,解救可用纳诺酮0.4~0.8 mg静脉注射或肌内注射,或将纳诺酮2 mg溶于生理盐水或5%葡萄糖液500 mL内静脉滴注。

(二)曲马多

临床应用:用于中、重度急慢性疼痛,亦用于术后痛、创伤痛、癌性痛、关节痛及神经痛。

规格:片剂,每片100 mg;注射剂,每支50 mg,100 mg。

用法用量:口服,每次量不超过100 mg,24 h不超过400 mg。静脉、皮下、肌内注射,每次50~100 mg,一日不超过400 mg。

注意事项:近年有成瘾报道。我国按二类精神药品管理本品。

(三)罗通定

临床应用:用于因疼痛而失眠的患者。亦可用于胃溃疡及十二指肠溃疡的疼痛。

规格:片剂,每片60 mg,注射剂,每支60 mg。

用法用量:口服,每次60~120 mg,一日1~4次;肌内注射,每次60~90 mg,一日1~4次。

注意事项:用于镇痛时可出现嗜睡,此外可见眩晕、乏力及恶心等。

三 抗变态反应药物

（一）盐酸异丙嗪[非那根]

临床应用：与组胺起竞争性拮抗作用，兼有中枢安定作用。临床用于过敏性疾病、晕船、晕车及人工冬眠等。

规格：片剂，每片12.5 mg，25 mg；注射剂，每支25 mg；50 mg。

用法用量：口服：成人一次12.5~25 mg，一日2~3次。肌内注射：每次25~50 mg。抗过敏：一次25 mg，必要时2 h后重复。止吐：一次12.5~25 mg，必要时可每4~6 h重复一次。抗眩晕：每次12.5~25 mg，必要时每日2次。静脉注射：紧急情况下，可用灭菌注射用水稀释至0.25%，缓慢静脉注射。

注意事项：

①忌与碱性药物及生物碱类药物配伍。

②因有刺激性，不作皮下注射。

③肝、肾功能减退者慎用。

④服药期间避免驾驶车辆及管理机器。

（二）苯海拉明

临床应用：能对抗或减弱组胺对血管、胃肠和支气管平滑肌的作用，对中枢神经系统有较强的抑制作用，也有镇吐和抗胆碱（M受体）的作用。主要用于：①过敏性疾病；②镇静安眠和手术前给药；③抗帕金森病和药物所致锥体外系症状；④防晕止吐。

规格：片剂，每片25 mg；50 mg，注射剂，每支20 mg。

用法用量：可口服、肌内注射及局部应用。不能皮下注射，有刺激性。口服，一次25~50 mg，一日2~3次，饭后服用；肌内注射，一次20 mg，一日1~2次。

注意事项：

①对本品过敏者禁用。

②有头晕、嗜睡等副作用，驾驶员、精密仪器操作者不宜使用。

③防止药物过量中毒引起的意识障碍等症状。

④偶可发生皮疹与粒细胞减少等。

（三）氯雷他定[开瑞坦]

临床应用：适用于治疗过敏性鼻炎、过敏性结膜炎、急性或慢性荨麻疹和其他过敏性皮肤病。

规格：片剂，每片10 mg。

用法用量：口服，一次10 mg，每日一次，空腹服用，日夜均有发作者，可一次5 mg，每日早晚各服一次。

注意事项：

①有显著肝功能障碍的患者应尽量避免服用本品。

②对本品过敏者禁用。

(一)抗心律失常药

1. 美托洛尔[倍他乐克]

临床应用:适用于各型高血压及心绞痛,也用于各种原因所致的心律失常,如房性及室性早搏、窦性及室上性心动过速、心房纤颤等。

规格:注射剂,每支5 mg。

用法用量:口服,一般情况下,用于高血压和心绞痛。静脉注射用于心律失常。开始时5 mg,隔5 min重复注射,直至生效,一般总量为10~15 mg。

注意事项:

①偶有胃部不适、眩晕、头痛、失眠等。

②哮喘患者不宜应用大剂量,应用一般剂量时也分为3~4次。

③严重支气管痉挛患者,肝肾功能不全者,糖尿病及甲状腺功能亢进患者慎用。

④Ⅱ、Ⅲ度房室传导阻滞,严重窦性心动过缓,低血压患者禁用。

2. 利多卡因

临床应用:为局麻药和抗心律失常药,用于室性心动过速、频发室性早搏,也用于急性心肌梗死发生后预防心律失常的发生。对洋地黄中毒所致的室性心动过速疗效显著,但对室上性心律失常基本无效。

规格:注射剂,每支0.1 g。

用法用量:治疗心律失常,静注1~2 mg/千克体重/次,30 s至1 min注完。如无效,10~15 min后再反复静注1次,因作用维持时间仅10~20 min,故出现疗效后,随即改用维持量利多卡因100 mg加入5%葡萄糖水100 mL中静滴,每小时剂量不得超过200~300 mg。对心肌梗死病人入院前急救,可先肌注250 mg。

注意事项:

①有头昏、嗜睡、呆滞、视力模糊、听力减退等。

②过量时可引起低血压,抑制心室传导。

③静滴速度超过50 μg/kg/min或血药浓度超过5 μg/mL时,可出现痉挛。

3. 普罗帕酮[心律平]

临床应用:本品为广谱抗心律失常药。主要用于预防和防治室性或室上性异位搏动、室性及室上性心动过速、预激综合征。

规格:片剂,每片50 mg,注射剂,每支35 mg。

用法用量:口服,100~200 mg/次,3~4次/日,不宜超过900 mg/日,维持量150 mg/次,2次/日。静注,70 mg/次,每8小时静注70 mg,加5%葡萄糖稀释,或一次静注后继以静滴(20~40mg/小时)。

注意事项:

①少数患者可出现口干、头痛、眩晕、胃肠道不适、胆汁郁滞性肝损害等。

②对窦房结功能障碍、严重房室传导阻滞、双束支传导阻滞、心源性休克者禁用。

③肝、肾功能不全、严重窦性心动过缓、低血压者慎用。

(二)防治心绞痛药

1. 硝酸甘油

临床应用:本品具有直接松弛平滑肌作用,尤其对血管平滑肌作用更明显。主要用于缓解心绞痛,也可用于防止心绞痛发作。

规格:片剂,每片0.3 mg,0.5 mg;注射剂,每支5 mg。

用法用量:成人一次用0.25~0.5 mg舌下含服。注射用于控制性降压或治疗心力衰竭:用5%葡萄糖注射液或氯化钠注射液稀释后静脉滴注,开始剂量为5 μg/分钟,最好用输液泵恒速输入。

注意事项:

①常见有搏动性头痛、心动过速、面部潮红等。

②不作口服给药。

2. 硝苯地平[心痛定]

临床应用:小剂量扩张冠状动脉时并不影响血压,为较好抗心绞痛药,特别适用于防治变异型心绞痛和冠状动脉痉挛所致的心绞痛。

规格:片剂,每片5 mg。

用法用量:口服或舌下含服5~10 mg/次,3次/日。

注意事项:

①有面部潮红、心悸、水肿,个别有舌麻、口干、发汗、头痛、恶心、食欲不振等。

②用量宜从小剂量开始,以防血压急剧下降,偶见直立性低血压。

(三)降血压药

凡能降低血压,用于高血压治疗的药物称为降血压药。降血压药按其作用可分为11类,最常用的有如下几类:

①利尿降压药:噻嗪类利尿药是利尿降压药中最常用的一类,如氢氯噻嗪。

②钙拮抗药:硝苯地平、氨氯地平。

③β受体阻断药:美托洛尔。

④血管紧张素转换酶抑制药:卡托普利。

⑤血管紧张素ⅡAT1受体阻断药:厄贝沙坦。

⑥影响交感神经递质的药物:复方利血平。

1. 氢氯噻嗪[双氢克尿塞]

临床应用:是常用的基础降压药,用药早期通过利尿、减少血容量而降压,长期应用则通过扩张外周血管而降压。适用于早、中期高血压。目前临床上多与其他药合用。

规格:片剂,每片12.5 mg。

用法用量:口服,12.5~25 mg/次,1~2次/日。

注意事项:

①长期应用可导致电解质紊乱,特别是低钾。为防止电解质紊乱,宜间歇用药。

②本品可诱发或增强强心苷对心脏的毒性作用,如与强心苷合用,应注意补钾。

③可引起高血糖症,糖尿病患者应慎用。严重肾功能不良者应禁用。

④有痛风患者可诱发痛风的发作或使其症状加重。

⑤在血氨增高的肝硬化患者可诱发肝昏迷,应慎用或禁用。

⑥严重肾功能不良者应禁用。

2. 硝苯地平[心痛定]

参见防治心绞痛药。

3. 氨氯地平[络活喜]

临床应用：适用于各种类型的高血压，降压平稳，持续时间长。

规格：片剂，每片5 mg。

用法用量：口服，5~10 mg/次，一次/日。

注意事项：不良反应常见有心悸、头痛、面部潮红、水肿。

4. 美托洛尔[倍他乐克]

临床应用：用于治疗各型高血压及心绞痛，静脉注射对心律失常、特别是室上性心律失常也有效。

规格：片剂，每片25 mg，50 mg，100 mg。

用法用量：口服，一般情况下，用于高血压病，开始时每日一次100 mg，维持量为每日一次100~200 mg，必要时增至每日400 mg，早晚分服。用于心绞痛，每日100~150 mg，分2~3次服，必要时可增至每日150~300 mg。

注意事项：参见抗心律失常药。

5. 卡托普利[开搏通]

临床应用：本品对各种类型的高血压均有明显的降压作用。

规格：片剂，每片12.5 mg，25 mg。

用法用量：口服，成人开始时25 mg/次，3 次/日(饭前服用)。

注意事项：

①常有皮疹、瘙痒。

②偶有咳嗽。

6. 厄贝沙坦

临床应用：用于治疗原发性高血压、合并高血压的Ⅱ型糖尿病肾病的治疗。

规格：胶囊剂，每粒150 mg。

用法用量：通常建议的初始剂量和维持剂量为口服150 mg /次，每日1次。

注意事项：常有头痛、头晕，孕妇、哺乳期妇女和对本品过敏者禁用。

7. 复方利血平

临床应用：为复方制剂，适用于早期和中期高血压病。

规格：每片含利血平0.032 mg，氢氯噻嗪3.1 mg。

用法用量：口服，一次1~2片，一日3次。

注意事项：用药期间出现明显抑郁症状，即应减量或停药。

五 抗休克的血管活性药

在抗休克治疗中，该类药能改善微循环血流障碍，升血压，抗休克。

(一)盐酸肾上腺素

临床应用：主要用于过敏性疾病，如过敏性休克、血管神经性水肿、心跳骤停、支气管哮喘。

规格：每支1 mg。

用法用量：

①抢救过敏性休克：皮下注射或肌注0.5~1 mg，也可用0.1~0.5 mg缓慢静注（以0.9%氯化钠注射液稀释到10 mL），如疗效不好，可改用4~8mg静滴（溶于5%葡萄糖注射液500~1000 mL）。

②心跳骤停，0.1%注射液0.25~0.5 mL/次静注或心内注射。

③支气管哮喘，皮下注射或肌内注射0.1%肾上腺素0.2~0.5 mL/次。

注意事项：可出现心悸、血压升高、头痛、恶心、呕吐，用量过大或皮下注射误入血管，可引起血压突然上升而导致脑溢血。

（二）间羟胺[阿拉明]

临床应用：用于各种休克及手术时的低血压，也可用于心肌梗死性休克。

规格：每支10 mg。

用法用量：

①肌肉或皮下注射5~10 mg/次，一次/30~60 min。

②静注，紧急情况下可直接缓慢静注0.5~5 mg/次，然后继以静滴。

③静滴，以10~40 mg加入5%葡萄糖水或生理盐水500 mL中，以20~30滴/min速度滴注或根据血压调整滴速。

注意事项：

①有头痛、头晕、心悸、心动过速，静脉用药外溢可引起组织坏死。

②对高血压、充血性心衰、甲状腺机能亢进、糖尿病等患者禁用。

六 主要作用于呼吸系统的药物

（一）祛痰药

1. 氨溴索［沐舒坦］

临床应用：本品为溴已新在体内的活性代谢产物。其祛痰作用显著超过溴已新，且毒性小、耐受性好。

规格：片剂，每片30 mg，注射剂，每支15 mg。

用法用量：口服，成人每次30 mg，每日3次。长期使用（14天后）剂量可减半。静脉输注，每天2~3次，每次15 mg，严重病例可增至每次30 mg慢速静脉输注。静脉滴注，加入葡萄糖、果糖、生理盐水或林格氏液静脉点滴使用。

注意事项：不良反应较少，仅少数有轻微的胃肠道反应，偶见皮疹。对本品过敏者禁用，出现过敏症状应立即停药。

2. 稀化黏素

临床应用：本品在呼吸道黏膜有发挥溶解黏液、促进腺体分泌的作用。亦可刺激纤毛运动，增加黏液移动速度，有助于痰液排出，尚具有轻度抗炎作用。用于急性和慢性支气管炎、鼻窦炎、肺结核及各种原因所致慢性阻塞性肺疾患。

规格：胶囊剂，每粒300 mg。

用法用量：口服，成人每次300 mg，一日2~3次。

注意事项：宜在餐前30 min整粒吞服。偶见恶心、胃肠道不适。

(二)镇咳药

1. 磷酸可待因

临床应用:本品直接抑制咳嗽中枢而发挥镇咳作用。选用最有镇咳作用药物—磷酸可待因,是目前治疗各种原因引起无痰干咳及剧烈频繁咳嗽最有效药物之一。

规格:片剂,每片15 mg,30 mg;注射剂,每支15 mg,30 mg。

用法用量:常用量,口服或皮下注射,一次15~30 mg,一日30~90 mg,缓释片剂一次45 mg,一日2次;极量,一次100 mg,一日250 mg。

注意事项:

①常规反应为口干、便秘、头晕、心悸,不影响治疗。

②痰多、黏稠、不易咳出者,不宜使用。

③用药期间不宜驾车及高空作业等。

④本品为麻醉药品,长期应用会成瘾,应控制使用。

2. 氢溴酸右美沙芬

临床应用:镇咳作用与可待因相似或较强,无镇痛作用也无依赖性,用于各种原因引起的干咳。

规格:片剂,每片10 mg,15 mg。

用法用量:口服,20~40 mg/次,3~4 次/日。

注意事项:痰量多的慎用。

(三)平喘药

1. β2受体激动剂

(1)沙丁胺醇

临床应用:扩张支气管作用快而强,适用于支气管哮喘、喘息型支气管炎及其他伴有支气管痉挛的呼吸道疾病。

规格:片剂,每片2 mg;气雾剂,溶液型,药液浓度0.2%;注射剂,每支0.4 mg。

用法用量:口服,每次2~4 mg,一日3次。气雾剂吸入,0.1~0.2 mg/次,必要时每4小时重复1次。静脉注射,一次0.4 mg,用5%葡萄糖注射液20 mL或氯化钠注射液2 mL稀释后缓慢注射。静脉滴注,一次0.4 mg,用5%葡萄糖注射液100 mL稀释后滴注。

注意事项:有震颤、恶心、心动过速等副作用。高血压、心功能不全、甲亢患者慎用。

(2)丙卡特罗

临床应用:松弛支气管平滑肌,对抗呼吸道过敏介质。

规格:片剂,每片25 μg。

用法用量:口服,每晚睡前一次服50 μg,或每次25~50 μg,早晚各服一次。

注意事项:甲状腺功能亢进、高血压病、心脏病和糖尿病患者慎用。

2. 肾上腺皮质激素:布地奈德

临床应用:用于肾上腺皮质激素依赖性或非依赖性支气管哮喘及喘息性支气管炎和慢性阻塞性肺病。

规格:气雾剂,每瓶20 mg,每喷200 μg。

用法用量:气雾吸入,开始剂量每次200~800 μg,一日2次,维持量因人而异,通常为每次200~400 μg,一日2次。

注意事项：

①对本品过敏者和中度及重度支气管扩张症患者禁用。

②活动性肺结核及呼吸道真菌、病毒感染者慎用。

3. 黄嘌呤类药物：氨茶碱

临床应用：本品对支气管平滑肌有直接松弛作用，具有平喘疗效，并有增强心肌收缩、扩张冠状血管、利尿作用。可用于支气管哮喘、充血性心力衰竭、心源性水肿、心源性哮喘。

规格：气雾剂，每瓶20 mg，每喷200 μg。

用法用量：口服，0.1~0.2 g/次，三次/日。静注，0.25~0.5 g加入25%葡萄糖20~40 mL中。静滴，0.25~0.5 g加入5%葡萄糖500 mL中。

注意事项：

①口服可引起恶心、呕吐等局部刺激反应。

②静注如用量大、浓度高、注射过速，可强烈兴奋心脏，引起心悸、心律失常，甚至血压剧降，注意掌握速度与剂量。

③急性心肌梗死伴有血压显著降低忌用。

七 主要作用于消化系统的药物

（一）抗酸药：铝碳酸镁

临床应用：主要用于胃及十二指肠溃疡、反流性食管炎、急慢性胃炎和十二指肠球炎等，也用于胃酸过多引起的胃部不适，如胃灼痛、胃灼热、反酸及腹胀、恶心、呕吐等的对症治疗。

规格：片剂，每片0.5 g。

用法用量：一般3次/日，1.0 g/次，餐后一小时服用。十二指肠球部溃疡6周为一个疗程，胃溃疡8周为一个疗程。

注意事项：

①胃肠道蠕动功能不全和严重肾功能障碍者慎用。

②与四环素类、喹诺酮类、铁剂、抗凝剂、脱氧胆酸、地高辛以及H2受体拮抗药等合用可能干扰多种药物的吸收，必须合用时应错开服药时间至少1~2 h。

（二）抑制胃酸分泌及质子泵抑制剂

1. 法莫替丁

临床应用：主要用于十二指肠溃疡、胃溃疡、应激性溃疡、吻合口溃疡、反流性食道炎、上消化道出血等。

规格：片剂，每片20 mg；注射剂，每瓶20 mg。

用法用量：

口服，20 mg/次，2次/日。早、晚饭后或睡前服。4~6周为一个疗程。静注，20 mg/次，1次/12小时，以生理盐水或5%葡萄糖水20 mL稀释后缓慢注入。疗程5天。

注意事项：

①可有口干、腹泻、便秘、胃肠胀气、皮疹等症状。

②孕妇、哺乳期妇女禁用。

③肝、肾功能不全者慎用。

2. 奥美拉唑

临床应用：本品抑制酸的作用强大而持久。主要用于十二指肠溃疡、胃溃疡、上消化道出血、反流性食道炎，与阿莫西林和克拉霉素或与甲硝唑与克拉霉素合用，可以杀灭幽门螺杆菌。

规格：片剂，每片20 mg；注射剂，每支40 mg。

用法用量：口服或静脉给药。

①治疗十二指肠溃疡，口服，一次/日，20 mg/次，疗程2~4周。

②治疗消化性溃疡出血，静脉注射，40 mg/次，一次/12 h，连用3天。

注意事项：

①可有头痛、腹泻、便秘、胃肠胀气、皮疹等。

②严重肾功能不全者禁用。严重肝功能不全者慎用，必要时剂量减半。

（三）胃黏膜保护剂

枸橼酸铋钾

临床应用：本品能在胃部形成保护性薄膜，隔绝胃酸、酶及食物对溃疡黏膜的侵蚀作用。并能刺激内源性前列腺素释放，促进溃疡组织的修复和愈合。用于胃及十二指肠溃疡的治疗，也用于复合溃疡、多发溃疡、吻合口溃疡和糜烂性胃炎等。

规格：片剂，每片300 mg。

用法用量：口服，300 mg/次，一日3~4次。餐前半小时和睡前服用。

注意事项：

① 服用本品期间不得服用其他铋制剂且不宜大剂量长期服用。

②血药浓度超过0.1 μg/mL有发生神经毒性的危险。

③肝、肾功能不全者应减量或慎用。严重肾病患者及妊娠期妇女禁用。

（四）胃肠解痉药

1. 阿托品

临床应用：本品能解除平滑肌的痉挛；抑制腺体分泌；解除迷走神经对心脏的抑制，使心率加快；散大瞳孔并升高眼压，调节功能麻痹；兴奋呼吸中枢。临床用于缓解内脏绞痛：如胃痉挛、肠绞痛、肾绞痛、胆绞痛、胃及十二指肠溃疡等。

规格：注射剂，每支0.5 mg。

用法用量：肌内注射和皮下注射及静脉注射。缓解内脏绞痛：每次皮下注射0.5mg。

注意事项：常见副作用是口干、心悸、瞳孔散大、视力模糊、皮肤干燥、尿潴留等，青光眼病人禁用。

2. 山莨菪碱[654-2]

临床应用：作用与阿托品相似或稍弱。用于：感染中毒性休克；各种神经痛；血管性疾患；平滑肌痉挛。

规格：片剂，每片5 mg；注射剂，每支10 mg。

用法用量：口服，一日3次，一次5~10 mg。肌内注射或静脉注射，成人一般1次5~10 mg，一日1~2次。也可经稀释后静脉滴注。用于：①抢救感染中毒性休克，静脉注射每次10~40 mg，需要时每隔10~30 min可重复给药；②治疗脑血栓，加入5%葡萄糖液中静脉滴注。③治疗严重三叉神经痛，有时须加大剂量至每次5~20 mg，肌内注射。

注意事项：不良反应与阿托品相似。

(五)促胃肠动力药

1. 多潘立酮[吗丁啉]

临床应用：用于胃肠胀满、食道反流、恶心、呕吐，尤对放疗药物等原因引起的恶心、呕吐有效。

规格：片剂，每片10 mg；注射剂，每支10 mg；栓剂，每粒60 mg。

用法用量：口服、肌内注射、静脉注射或直肠给药均可。

①肌内注射：每次10 mg，必要时可重复给药。

②口服，每次10~20 mg，每日3次，饭前15~30 min服用。

③直肠给药，每次60 mg，每日2~3次，栓剂最好在直肠空时插入。

注意事项：

①血脑屏障渗透力差。无明显精神和神经副作用。与抗胆碱药物合用会减弱本品的抗消化不良的作用。

②嗜铬细胞瘤、乳腺癌、机械性肠梗阻、胃肠道出血禁用。

2. 甲氧氯普胺[胃复安]

临床应用：本品具有强大的中枢性镇吐作用。用于治疗慢性功能性消化不良引起的胃肠运动障碍，如恶心、呕吐等。

规格：片剂，每片5 mg；注射剂，每支10 mg。

用法用量：口服，1次5~10 mg；1日10~30 mg，餐前30 min服用。肌注制剂又称灭吐灵，1次10~20 mg，每日剂量不超过0.5 mg/kg。

注意事项：

①遇光变成黄色或黄棕色后毒性增高。

②肝、肾衰竭患者慎用。

③禁用于嗜铬细胞瘤、癫痫、乳腺癌、机械性肠梗阻、胃肠道出血等。

④不良反应多为嗜睡、疲乏等轻微反应，偶有震颤、泌乳、男性乳房发育。

(六)泻药和止泻药

1. 泻药

(1) 酚酞 (果导)

临床应用：本品口服后在肠内遇胆汁及碱性液可形成可溶性钠盐，刺激结肠黏膜，促进蠕动，并阻止肠液被肠壁吸收而起缓泻作用，为刺激性泻药，用于治疗习惯性、顽固性便秘。

规格：片剂，每片50 mg。

用法用量：睡前口服50~200 mg，约8~10 h排便。

注意事项：

①阑尾炎、直肠出血未明确诊断、充血性心力衰竭、高血压、肠梗阻禁用。

②可使尿色变成橘红色。

③长期应用可使血糖升高、血钾降低，引起对药物的依赖性。

(2) 开塞露

临床应用：为润滑性泻药。为甘油与山梨醇制剂，注入肛门可刺激直肠壁，反射性引起排便，并有润滑作用。用于大便干硬等较轻便秘。

规格:每支20 mL。

用法用量:由肛门注入,每次20~40 mL。

注意事项:注药导管的顶端剪开后(开口应光滑),缓慢送入肛门,避免损伤直肠黏膜。

(3)麻仁

临床应用:润肠通便。用于肠燥便秘。

规格:胶囊,每粒0.6 g。

用法用量:口服,平时一次0.6~1.2 g,一日1次;急用时一次1.2 g,一日3次。

注意事项:忌食生冷、油腻、辛辣食品,对本品过敏者禁用,过敏体质者慎用。

2. 止泻药

该类药能抑制肠蠕动和分泌,或吸附肠道气体、毒物,起到止泻排毒作用。常用的有:

(1) 盐酸洛哌丁胺[易蒙停]

临床应用:止泻药,用于各种病因引起的急、慢性腹泻。

规格:胶囊,每粒2 mg。

用法用量:口服。急性腹泻:4 mg起始量,以后每次腹泻后2 mg,每日总量不超过16 mg。慢性腹泻:2~4 mg/次, 2~3次/日。

注意事项:偶见口干、胃肠痉挛、皮肤过敏。禁用于肠梗阻、便秘者,不单独用于细菌性痢疾。服用本品应补充水电解质。

(2) 蒙脱石散[思密达]

临床应用:适用于急、慢性腹泻。反流性食道炎,胃十二指肠溃疡、结肠疾病疼痛的对症治疗。肠易激综合征的症状治疗。

规格:散剂,每袋3 g。

用法用量:将本品倒入50 mL温水中,摇匀后服用。成人:3 g/次,3 次/日。急性腹泻服用本品治疗时,首次剂量加倍。

注意事项:

①治疗急性腹泻,应注意纠正脱水。

②如需服用其他药物,建议与本品间隔一段时间。

③过量服用,易致便秘。

(七)微生态药物

双歧杆菌乳杆菌三联活菌(金双歧)

临床应用:用于肠道菌群失调引起腹泻、腹胀等,也用于慢性腹泻和轻、中型急性腹泻,以调节肠道功能;对缓解便秘也有较好疗效。

规格:片剂,每片0.25 g。

用法用量:口服,每次1 g,一日2~3次。

注意事项:

①抗酸药、抗菌药与本品合用可减弱其疗效,不应合用。

②适宜于冷藏保存。

(八)利胆药[茴三硫]

临床应用:促进胆汁、胆酸、胆色素分泌,增强肝脏解毒功能,用于胆囊炎、胆结石及消化不适,并用于急、慢性肝炎的辅助治疗。

规格：片剂，每片12.5 mg，25 mg。

用法用量：口服，每次12.5~25 mg，一日3次。

注意事项：

①长期服用可致甲状腺功能亢进。

②对本品过敏者及胆道阻塞患者禁用。

八 主要作用于泌尿系统的药物

（一）利尿药

1. 氢氯噻嗪［双氢克尿塞］

临床应用：具有利尿、抗高血压、抗利尿、减少Ca^{2+}的排出。主要用于各型水肿，以心源性水肿疗效较好，对肾性和肝性水肿也有效。

规格：片剂，每片12.5 mg。

用法用量：口服，25~50 mg/次，2 次/日。

注意事项：参见降血压药。

2. 呋塞米［速尿］

临床应用：本药作用迅速、强而短暂，在其他利尿药不起效时仍可显效。用于各种水肿，如肾性水肿、脑水肿、肺水肿、肝硬化腹水、功能性周围性水肿等。

规格：片剂，每片20 mg；注射剂，每支20 mg。

用法用量：口服，开始每日20~40 mg，一日1~2次，必要时6~8 h后追加20~40 mg。肌内注射或静脉注射，一次20~40 mg，隔日一次，根据需要亦可一日1~2次，静脉注射时宜用氯化钠注射液稀释后缓慢注射，不宜与其他药物混合。

注意事项：

①用量过大或连续应用时易致电解质紊乱，可引起低血钠、低血钾、低血钙。

②大剂量静脉注射可引起急性听力减退或暂时性耳聋，除控制用量和注射速度外，应避免与氨基糖苷类抗生素同时使用。

③偶见皮疹和粒细胞缺乏症。

④禁用于对本品及噻嗪类利尿药或其他磺酰胺类药物过敏者。

（二）脱水药

甘露醇

临床应用：系渗透性利尿药，可用于脑水肿及青光眼的治疗，降低颅内压及眼内压。

规格：注射剂，每瓶250 mL，20%溶液。

用法用量：一般成人用20%溶液250 mL，于15~20 min内滴注完毕。必要时可每4~6 h一次或与50%葡萄糖溶液60 mL交替使用。

注意事项：

①本品注射液浓度高，低温时易析出结晶，使用前须以热水（80 ℃）浸泡药瓶，并振摇使之溶解。

②注射过快可引起头痛、眩晕、畏寒、视力模糊、心悸、肺水肿等。

③在心功能不全、活动性颅内出血、肾功能衰竭时禁用。

思考题

1.服药如出现哪些情况需立即停药?
2.使用吗啡的注意事项?
3.病人过敏时可选用哪种抗过敏药?
4.心绞痛发作时可使用哪些药?
5.病人休克血压下降时可使用哪些升压药?
6.哮喘发作时可选用哪些止喘药?
7.使用利尿药时应注意哪些?

第四节　船舶常用医疗器械

要点

医疗器械是指单独或者组合供人体使用的仪器、设备、器具、材料或者其他物品,包括所需要的软件。本节推荐船上使用的常见医疗器械,有关部门应予以及时保障供给。

必备知识

一　船舶常用医疗器械(包括部分设备)

如表1-4-1所示为船舶常用医疗器具。

表1-4-1　船舶常用医疗器械(包括部分设备)一览表

名称	数量	名称	数量
医用卫生口罩	5个	止血带	2条
导尿包	1个	热水袋	1个
夹板(大、中、小)	各1对	便携式氧气瓶或氧气袋	1个
血压计(汞式和表式)	1个	医用无菌纱布	若干
听诊器	1个	一次性注射器2~50 mL	各5支
输液架	2个	一次性输液器	5套
红十字箱	2个	头皮针	5个
手电筒和应急灯	2个	换药包	1个
小手术器械(包)	1个	纱布绷带	15卷
清创包	1个	弹力绷带	10卷
体温计	2支	乳胶手套	5副
医用胶布	3卷	医用脱脂棉	若干

二 器械包的配置

1. 小手术器械包

表1–4–2所示为小手术器械包明细。

表1–4–2 小手术器械包明细

名　称	单位	数量	名　称	单位	数量
止血钳	把	2	小拉钩	个	2
持针钳	把	1	剪　刀	把	1
无齿镊	把	1	弯　盘	个	1
齿　镊	把	1	指示卡	个	2
刀　柄	把	1	孔巾	块	1
刀　片	个	1	无菌纱块	块	若干
缝合线	（约50cm长）	1条	（缝合针另备）		

2. 换药包

镊子2把、换药碗2个、无菌纱布4块、无菌干棉球若干等组成。

3.导尿包

一次性使用无菌导尿管(12#或14#)1根、一次性使用引流袋1个、止血钳2把、腰形盘1个、无菌石蜡油(约5 mL)1瓶、孔巾1块、橡胶医用手套1副、脱脂纱布块3块、密封式碘伏棉球3个等组成。

图1–4–1所示为部分医用材料。

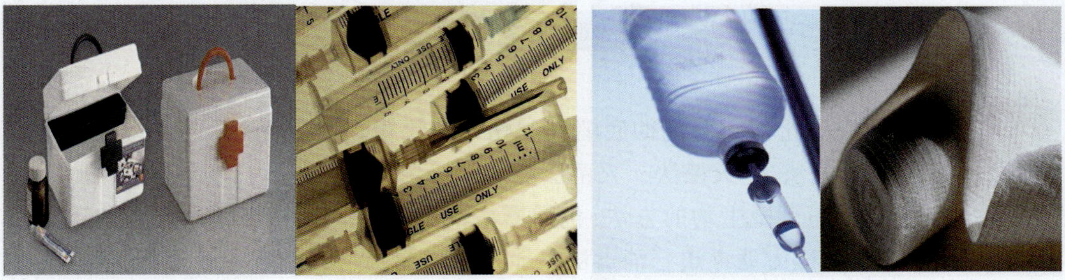

图1–4–1 医用材料：(依次为)红十字箱、注射器、输液器和绷带

第五章 消毒与灭菌

第一节　常用医疗物品的消毒与灭菌方法

要点

通过本章节的学习，学员必须掌握消毒、灭菌的概念及基本方法。灭菌和消毒是两个不同的概念，灭菌可包括消毒，而消毒不能代替灭菌。消毒多用于卫生防疫方面，灭菌则主要用于医疗护理。熟悉常用的物理消毒和灭菌技术以及常用的化学消毒剂。

必备知识

凡用物理方法及化学灭菌剂彻底消灭与伤口或手术区接触的物品上所附着的细菌，以防止手术感染的方法，称灭菌法。灭菌法能杀灭一切活的微生物(包括细菌芽孢等)。

用化学消毒剂消灭微生物的方法，包括器械消毒、手术室消毒、手术人员的手臂消毒及病人的皮肤消毒，称为消毒法。消毒法只能杀灭病原菌与其他有害微生物，但不能杀死细菌芽孢。

从医疗的角度，既要掌握灭菌和消毒在概念上的区别，更需关注其目的和效果。灭菌和消毒都必须能杀灭所有病原微生物和其他有害微生物，达到无菌的要求。

常用的物理消毒和灭菌方法有湿热、干热和电离辐射等。其中在医院内以高温如烧灼(图1–5–1)、煮沸消毒(图1–5–2)、高压蒸汽灭菌(图1–5–3)、巴氏消毒法等的应用最为普遍。手术器械和应用物品如手术衣、手术巾、纱布、盆罐以及各种常用手术器械等都可用高温来灭菌。

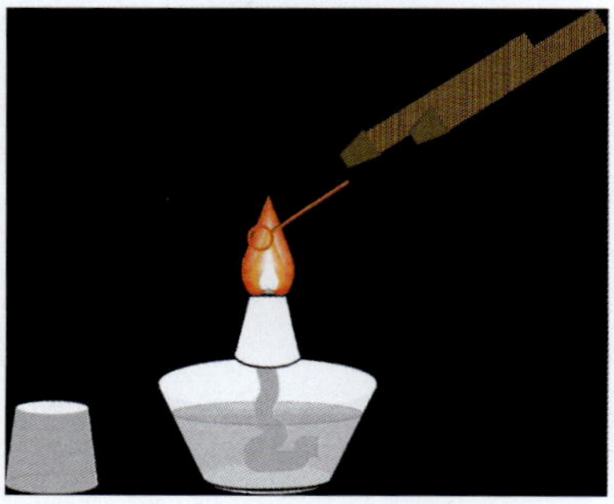

图1–5–1　烧灼

电离辐射(包括紫外线、红外线、微波、γ射线和高能电子束等)主要用于药物如抗生素、激素、维生素等的制备过程,还包括一次性医用敷料、手术衣和手术巾、容器、注射器及缝线的灭菌。紫外线可以杀灭悬浮在空气中和附于物体表面的细菌、真菌、支原体和病毒等,常用于室内空气的灭菌。某些药液(如甲醛)的蒸气可渗入纸张、衣料和被服等而发挥灭菌作用。

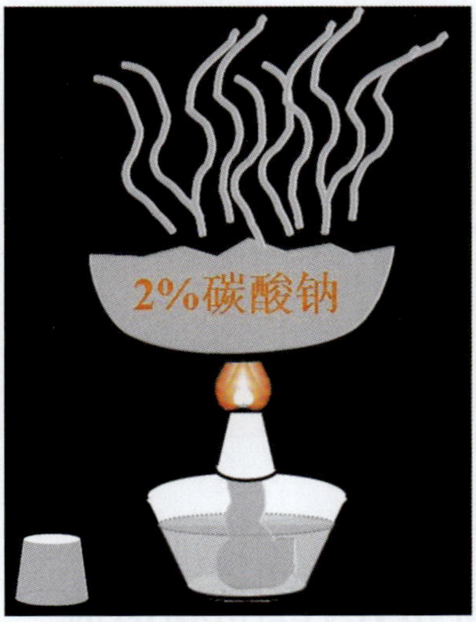

图1-5-2 煮沸法

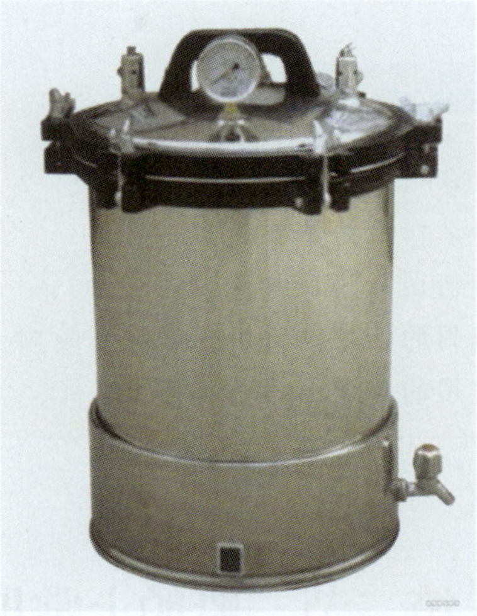
图1-5-3 高压蒸汽灭菌法

化学消毒和灭菌法是指用化学消毒剂达到消毒目的的方法。按照杀灭微生物的强度,将消毒剂分为三大类:①高效消毒剂,可杀灭所有微生物的消毒剂,如戊二醛、甲醛、环氧乙烷及过氧乙酸等;②中效消毒剂,可杀灭细菌繁殖体和大多数种类的真菌及病毒,但不能杀灭细菌芽孢的消毒剂,如碘酊及碘伏(图1-5-4)、乙醇及异丙醇等;③低效消毒剂,可杀灭多种细菌繁殖体,但不能杀灭细菌芽孢及抵抗力较强的某些真菌和病毒的消毒剂,如氯己定(商品名洗必泰)(图1-5-5)、苯扎溴铵(商品名新洁尔灭)、高锰酸钾溶液等。

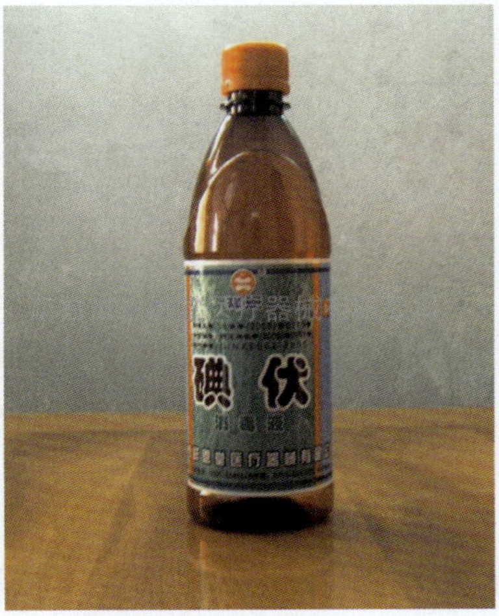

图1-5-4 碘 伏

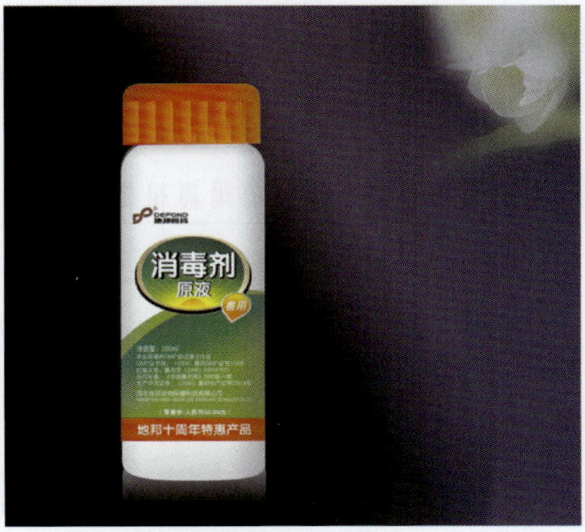

图1-5-5 含氯消毒剂

使用消毒与灭菌方法,应首选物理灭菌法。在使用化学消毒法时,应注意以下问题:①根据消毒对象或物品的种类和目的,选用适合的消毒剂。

②注意消毒剂的正确使用浓度和作用时间。

③许多消毒剂不稳定，在稀释使用时应现配现用。大多数用于消毒的药物虽能杀灭细菌、芽孢、真菌等一切能引起感染的微生物，但往往对人体正常组织有较大损害。只有几种毒性很小的消毒药物才适用于手术人员及病人皮肤的消毒。

思考题

1.什么叫消毒法？
2.什么叫灭菌法？
3.如何区分消毒和灭菌？
4.常用的物理消毒和灭菌方法有哪些？
5.常用的化学消毒剂有哪些？

第二节　船舶上常见传染病的消毒隔离措施

要点

本课内容主要就船舶上几种较常见的传染病的消毒隔离知识进行讲解，目的不在于诊断疾病，而在于在疾病早期及时采取有效的防治措施控制其在船舶上的传播，最大限度地保证船舶上人员的生命安全。

必备知识

一　船上较常见的传染病的隔离措施

（一）流行性感冒（简称流感）

在流感流行时，应尽可能隔离患者至退热后2天。同时加强环境消毒，减少公众集会及集体活动，以防止疫情的进一步扩散。对易感人群及尚未发病者，亦可给予药物预防。预防流感的基本措施是接种疫苗。

（二）病毒性肝炎

甲型肝炎自发病之日起隔离三周。乙型急性期最好隔离至HBAg转阴，恢复期不转阴者按携带者处理。丙型急性期隔离至病情稳定，尽可能调离与饮食有关的岗位。戊型自发病起隔离三周。丁型同甲型。同时做好环境卫生和个人卫生，加强粪便、水源管理，做好食品卫生、食具消毒等工作，防止病从口入。

(三)细菌性痢疾

简称菌痢。急性期病人从症状消失,粪检阴性后,连续2次粪培养阴性后可解除隔离。同时要搞好个人及环境卫生,注意饮食及饮水卫生以切断传播途径。

(四)细菌性食物中毒

停止食用可疑食物后流行迅速停止。

加强饮食卫生监督及管理。对从事饮食行业的人员和炊事人员等,都要定期进行健康检查。做好饮食卫生的宣传教育,不吃不洁、变质或未经煮熟的肉类食品。消灭苍蝇、鼠类、蟑螂等传播媒介。发现可疑病例,及时作传染病报告,立即终止可疑食物的食用,制定防御措施,及早控制疫情。严格管理与检查食品,特别是腊肉、罐头等腌制食品或发酵的豆、面制品的制作和保存。禁止食用变质食物。

(五)霍乱

腹泻停止后2天,隔日做大便检查,连续3次阴性即可解除隔离。

同时要切断传播途径,对腹泻者隔离治疗并进行登记、及时上报。对接触者应严密观察。改善环境卫生,加强饮水消毒和食品管理。对病人或带菌者的粪便与排泄物均应严格消毒。杀蛆灭蝇。

(六)黄热病

隔离至症状消失。

加强国境卫生检疫, 黄热病作为3种国际检疫的传染病之一, 对来自疫区的人员包括近期去过疫区的人员必须出示有效的黄热病预防接种证书,对疑似病人应进行留验观察,对来自疫区的车、船、货物,特别是进口的废旧物品如旧轮胎等必须采取必要的灭蚊措施。防蚊灭蚊是防止本病的重要措施。

(七)急性出血性结膜炎

对确诊患者应隔离治疗,并隔离至症状消失。患病期间禁止去公共浴池及游泳池。患者用过的毛巾、手帕等应煮沸消毒。接触患者后应立即用肥皂和流水洗手,防止接触性传播。工作和生活场所应倡导个人卫生和良好的生活习惯,要用肥皂勤洗手、勤洗澡,不共用毛巾和脸盆。

(八)艾滋病

HIV感染者及病人应隔离至病毒或P24核心蛋白从血液中消失。

要求做到洁身自爱,保持忠贞单一的性关系。发生危险性行为时正确使用避孕套,及时治疗性病。预防艾滋病的血液传播。不使用未经检测的血液及血液制品,不吸毒,不与别人共用针具吸毒。穿耳或身体穿刺、文身、针刺疗法或者任何需要侵入性的刺破皮肤的过程,都有一定的艾滋病毒传播危险。

(九)疟疾

病愈后原虫检查阴性即解除隔离。

(十)破伤风

不隔离。

二 船上常见传染病的消毒方法

消毒是指用化学、物理的方法杀灭或消除环境中的致病微生物。消毒是传染病防治工作中的重要环节,是切断传染病传播途径的有效措施之一。做好消毒工作能有效阻断和控制传染病的发生。

(一)常用以下术语表示物理或化学方法对微生物的杀灭程度

1.灭菌:指杀灭或去除物体上所有微生物的方法,包括抵抗力极强的细菌芽孢。

2.消毒:指杀死物体上病原微生物的方法,芽孢或非病原微生物可能仍存活。用以消毒的药品称为消毒剂。

3.防腐:防止或抑制体外细菌生长、繁殖的方法。

4.无菌:指没有活菌的意思。防止细菌进入人体或其他物品的操作技术,称为无菌操作。

(二)消毒的种类

1. 疫源地的消毒

指对目前存在或曾经存在传染源的地区进行消毒。其目的是杀灭由传染源排到外界环境中的病原体。可分为:①终末消毒:当患者痊愈或死亡后,对其原居地进行的最后一次彻底的消毒;②随时消毒:指对传染源的排泄物、分泌物及其所污染的物品及时进行消毒。

2. 预防性消毒

指未发现传染源,对可能受病原体污染的场所、物品和人体所进行的消毒措施。如饮水消毒、手术室和医护人员手的消毒等。

(三)消毒的方法

1. 消毒方法分类

根据消毒杀灭微生物的方法和种类不同分为物理消毒法和化学消毒法, 根据作用强弱又可分为灭菌、高效、中效、低效四种消毒方法。具有不同消毒效果的化学消毒剂也分为高效、中效和低效消毒剂。

(1)灭菌法

可杀灭外界环境中的一切微生物。该类消毒方法有热力、电离辐射、微波等物理消毒法,应用高效消毒剂的化学消毒法。

(2)高效消毒法

可以杀灭一切致病微生物的消毒方法。主要方法有紫外线消毒法和应用臭氧、含氯消毒剂等进行消毒的方法。

(3)中效消毒法

杀灭除细菌芽孢以外的各种微生物。主要方法有超声波消毒法,应用中效消毒剂,如含碘类清毒剂,部分含氯消毒剂等也能达到这种效果。

(4)低效消毒法

只能消灭细菌繁殖体和亲脂病毒。此类物理学方法有通风换气、冲洗等。低效消毒剂如新洁尔灭、洗必泰等可达到这一效果。

2. 常用消毒方法

(1)物理消毒法

包括机械、热、光、电、微波、辐射等。医疗工作中常用的有:

1)热力灭菌法

(5)病人是否记得发生的每一件事？是否有短暂的意识丧失？

(6)如果有意识丧失，描述发生时间、持续时间和意识障碍的程度及伴随症状。

(7)提供过去重要的疾病、受伤、手术史。

(8)详细罗列受伤前服用过药物的剂量、用法。

(9)病人是否饮酒？

(10)病人是否应用麻醉药品，如安非他明等。

四 病人的体检结果

1.生命体征：体温、脉搏、呼吸、血压是否正常？

2.描述病人的一般情况尤其是意识状况。

3.描述病变部位的情况，按轻重列出伤势。

4.检查病变部位时，你发现了什么(如：肿胀、触痛、活动受限、出血等情况)？

5.已经作过的检查(尿液、其他)和结果。

五 诊断

1.你作出的诊断是什么？

2.你考虑的其他疾病是什么？(不同的诊断)

六 治疗

1.详细罗列发病后服用过的药物的剂量、服药时间、用法。

2.病人对治疗的反应如何？

3.外伤后首先采取的急救措施。

七 无线电咨询目的

1.你认为你最需要得到哪方面帮助？是协助诊断、指导治疗还是决定转诊与否？

2.目前你最担心的问题是什么？

八 无线电医嘱

医生根据病情和请求发出指令。请详细记录并重复以免有误。将内容告诉相关人员并认真执行。

案 例

请求医疗援助：

“我船有一男性病人，42岁，无明显诱因突然出现右上腹刀割样疼痛，伴有恶心及呕吐，脉搏102次/min，病人大汗，面色稍白。”

要求补充情况：

“我不能作出诊断。请回答下列问题：体温多少度？腹肌是否紧张？腹部是否有压痛？既往有什么病史？”

附加说明：

“腋下体温38.5 ℃，腹肌高度紧张，腹部有压痛及反跳痛。有消化道溃疡病史3年。”

医疗指导：

“我的诊断为，可能是上消化道穿孔，你应该给予禁食、止痛及停留胃管行胃肠减压，输注抗生素和制酸药，到下一个港口时应上岸送医院治疗。”

第二节 直升机救援

要点

如果病情轻微，不是危重的疾病，尽量不要请求直升机救援。不仅是因为费用昂贵，而且飞行员和全体机组人员是在冒着生命危险进行救援。如病情危重确需要紧急直升机救援，则必须掌握需采取的步骤。

必备知识

（一）一般步骤

与海岸无线电中心取得联系，请求医疗帮助。在呼叫被传给医生后，把所有的资料告诉医生，由医生判断病情的危重程度。医生会马上提供一些处理方法，并建议海岸警卫队提供最佳救援措施，与船舶保持联系并作适当的安排，必要时派遣直升机。

由于运作过程，直升机不会马上到达。直升机飞行距离有限，他们会要求在靠近陆地的地方进行救援。

（二）当决定派遣直升机救援时，船上人员需做好如下工作

1.提供病人的具体情况，如活动能力，以确定是否需要担架。

2.患者的病情有任何变化要立即告知。

3.如果病人病情允许，移动病人靠近直升机降落点。

4.把病人的船上服务簿、护照、病历、已采取的治疗措施和其他必要的文件装入塑料袋伴随病人转移。如使用过吗啡需有明显的标签。

5.确保人员做好必需的准备，尽可能快地移动病人到直升机降落的特殊担架上。

6.病人应该面朝上被固定在担架上，如果病情允许，要给病人穿好救生衣。

7.通知驾驶台和机舱，派专人与直升机保持联系。

8.必须提供船舶的位置，与海岸或灯塔的距离，船舶的型号，船体的颜色。

9.必须提供船舶的航线和去集合点的航速。

10.提供当地天气情况。

11.发出信号（例如：旗帜、橘红色烟雾、闪光灯、日光信号灯等），以便飞行员从空中鉴别船只。

12.许多国家的直升机装备有VHF和UHF无线电通信。一些大型直升机可以使用2182kHz频率，但是不用MF频率。如果在2 182 kHz和VHF波段都不能和救援直升机联系，可以通过海岸电台或海岸警卫队取得联系。

13.船舶必须在固定的航线上。

14.利用船上的旗帜、厨房烟囱的烟雾确定风向。

15.在甲板或舱口盖上清理足够大的地方，写上大写的“H”。附近的天线、缆绳必须清除。

16.附近区域内的一切设备重新固定，清除油布、输水管、绳索等物品，以保证飞机安全。

17.不要悬挂直升机的升降绳。

18.绞车电缆接地工作由机组人员完成。

19.绞车开始工作后，船舶不要尝试寻找背风处。

20.病人在担架上要用皮带固定，用绞车拉上飞机。

21.任何时候要听从机组人员的安排。

22.如果事故发生在夜晚，需要保持足够的亮度，用灯光为飞行员照亮附近的物体，避免强光直接照射在飞机上。

第三节 舰船接送医生、病人

要点

舰船接送医生、病人，存在较高的风险，必须熟悉需采取的措施。

必备知识

舰船接送医生、病人，需要非常高的航海技术才能达到安全和有效。

为了接送安全，采取如下的措施：

1.为了你的个人安全，确保较大的船舶的船员看到你并将你的行动传达给船长。

2.在船长的指令下迅速采取行动。

3.在如下情况尽快使用日光信号装置或VHF的无线电：

(1)大型油轮和其他一些船舶需要30分钟到1小时才能使发动机准备就绪，所以应提前发出信号。

(2)满载的大型油轮需要几英里才会减速，减速期间它很难靠近一艘小船。

4.空载的船只和任何型号的客船在停下靠近时都会因风力发生偏航，所以一些船只在工作中仍保持螺旋桨低速旋转。

5.小心接近任何类型的轻的(空载)船舶和双面高客船,因为它们即将停止时会作出相当大的回旋。

6.与较大的船舶的悬弓或船尾保持距离,特别是当其正在海上航行。

7.保持船头、船尾悬挂物的清晰。一般由大船提供照明、登船设备,并指明最佳位置。

8.完成操作后不要在大船旁边过久逗留。应开足马力尽快离开,避免危险的抽吸作用。

第四节　与撤离病人一同转诊的信息

要点

与撤离病人一同转诊的信息必须清晰易懂。

必备知识

由病人携带的任何资料、信件、表格必须清晰易懂。因为病人和医生可能说不同的语言,所以书面资料能更清楚表达。信件中应包括病人姓名、出生日期、船舶名字、港口、公司、代理商。信件中应包括病人所有的系统、详细的资料,以及在其他港口的病史复印件。

思考题

1.请求无线电医学咨询前应做那些资料准备?

2.接收到无线电医嘱时应如何做?

3.当决定派遣直升机救援时,船上人员需要做好哪些准备工作?

4.舰船接送医生病人时应采取什么措施。

第七章 生命急救的基本技术

第一节 心肺复苏术

要点

了解心肺复苏的概念和目的，掌握心肺复苏的步骤和注意事项，判断复苏效果。

必备知识

一 心肺复苏术的概念和目的

（一）心肺复苏术的概念

心肺复苏术（Cardiopulmonary Resuscitation，简称CPR）是指对于早期心跳呼吸骤停的病人，通过采取人工呼吸、胸外心脏按压及电除颤等方法帮助病人恢复自主心跳和自主呼吸的一种急救技术。

（二）心肺复苏术的目的

心肺复苏术的目的是利用人工呼吸及胸外心脏按压及电除颤等急救技术，促进血液循环，使血液可以携带氧到人体重要脏器（尤其脑），保障重要脏器基本功能，以维持生命，为进一步复苏创造条件。

二 心肺复苏术的步骤和按压通气比

心肺复苏术的主要步骤是"A、B、C"，即A（Airway）——畅通气道、B（Breathing）——人工呼吸、C（Circulation）——胸外心脏按压。2010年国际心肺复苏指南将顺序更改为"C、A、B"，心肺复苏术的具体操作步骤为以下六步：

（一）评估环境安全

评估环境是否安全，是否可以现场进行心肺复苏术。如触电患者需先迅速解脱电源；一氧化碳中毒需先通风或搬离中毒现场；河滩上淤泥中无法心肺复苏，需移至岸边硬地上。

（二）判断患者意识

轻拍患者双肩，在双耳边呼唤（禁止摇动患者头部，防止损伤颈椎）。如果清醒（对呼唤有反应、对痛刺激有反应），要继续观察；如果没有反应则为昏迷，进行下一个流程（见图1–7–1）。

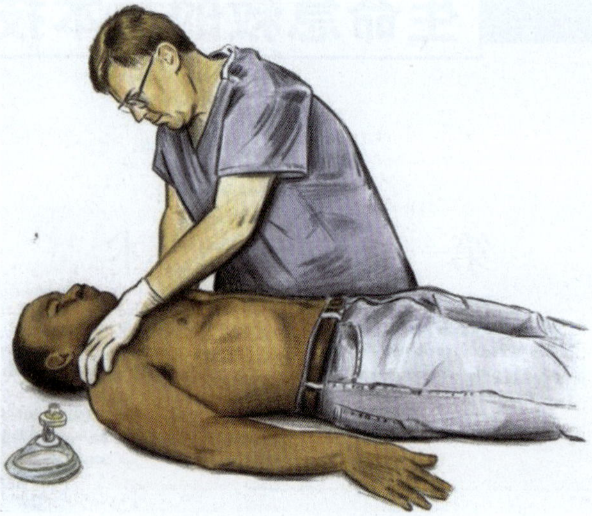

图1–7–1　判断患者意识

（三）发求救信息

高声呼救："快来人啊，有人晕倒了！"请求拨打求救电话和协助进行心肺复苏术（见图1–7–2）。

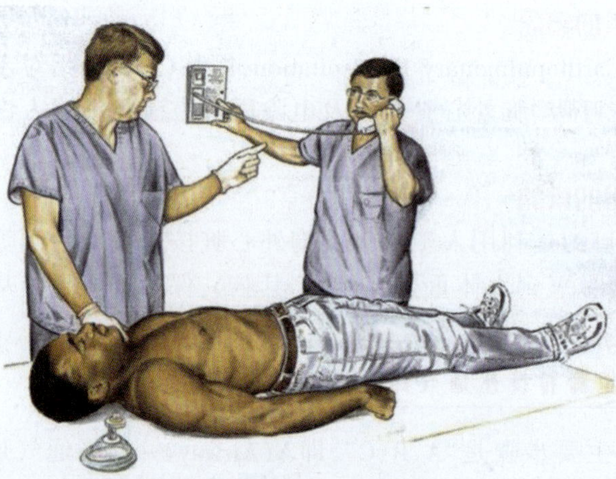

图1–7–2　发求救信息

(四)判断心跳和呼吸

1. 判断心跳方法(触摸颈动脉法)

判断心跳手法：一手按前额，一手食指及中指先摸到喉结处，再向外滑至同侧气管与颈部肌肉所形成的沟中，按压观察颈动脉。判断心跳应综合判断，包括意识、皮肤、瞳孔、脉搏，颈动脉搏动特异性90%，敏感性仅55%，应及时开始胸部按压(见图1-7-3)。

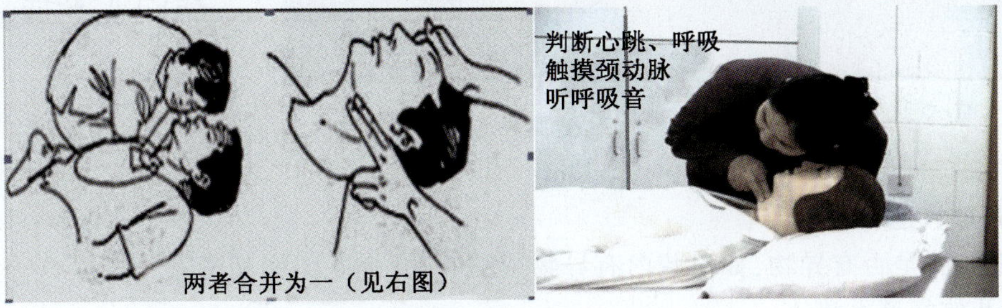

图1-7-3 判断心跳方法(触摸颈动脉法)

2. 判断呼吸方法

“一看”“二听”“三感觉”(维持开放气道姿势，将耳部放在病人口鼻处)：一看，患者胸部有无起伏；二听，有无呼吸声音；三感觉，用脸颊接近患者口鼻，感觉有无呼出气流。

2010年国际心肺复苏指南对判断呼吸不作要求，可以只判断心跳，也可以判断心跳和呼吸同时进行，在5~10 s内完成。

(五)胸外心脏按压

1. 胸外心脏按压部位

(1)胸骨下半部，胸部正中央，两乳头连线中点；

(2)剑突上缘两横指：沿肋骨下缘向上滑，找到剑突头端起向上两横指处，以另一手之掌根放在两指上方即为按压位置(见图1-7-4)。

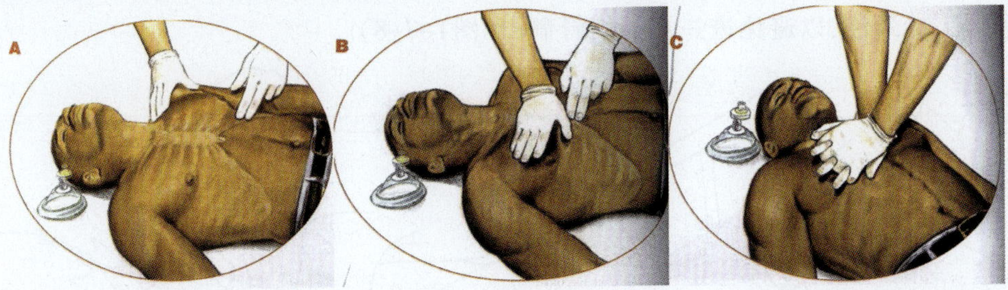

图1-7-4 胸外心脏按压部位

2. 胸外心脏按压方法

双肩前倾在患者胸部正上方，腰挺直，以髋关节为支点，用整个上半身的重量垂直下压，双手掌根重叠，手指互扣翘起，以掌根按压，手臂要挺直，使用手臂与地面垂直。向下按压与向上放松的时间相等，手掌根部始终紧贴胸壁，胸廓回复不离位。按压时最好数两位数，如01,02,03……胸外心脏按压幅度：胸骨下陷深度至少5 cm(25~30 kg力量)。胸外心脏按压频率：成人胸外心脏按压频率大于100 次/min(见图1-7-5)。

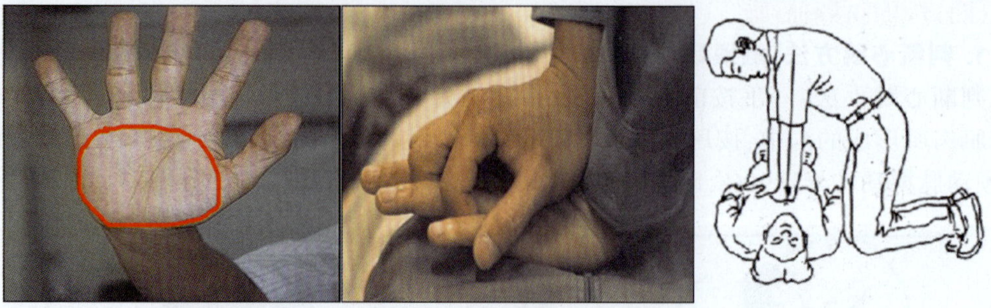

图1-7-5 胸外心脏按压方法

(六)开放气道和人工呼吸

1. 开放气道

检查口腔是否有异物,如口腔内有异物或呕吐物,应立即将其清除。

(1)开放气道手法

①仰头抬颏法:抢救者将一手掌小鱼际(小拇指侧)置于患者前额,下压使其头部后仰,另一手的食指和中指置于靠近颏部的下颌骨下方,将颏部向前抬起,帮助头部后仰,气道开放。必要时拇指可轻牵下唇,使口微微张开(见图1-7-6)。

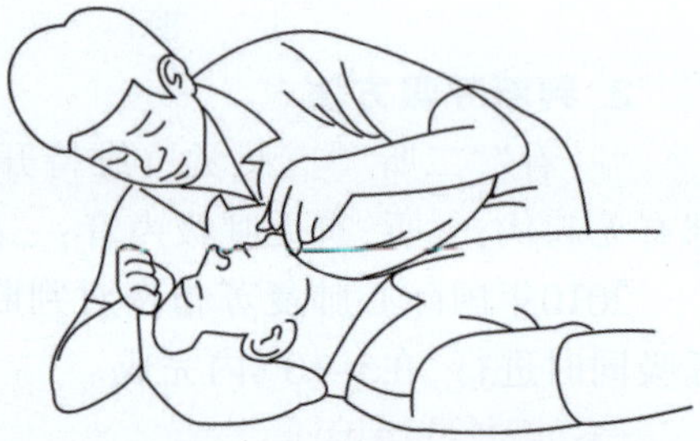

图1-7-6 仰头抬颏法

②仰头抬颈法:病人仰卧,抢救者一手抬起病人颈部,另一手以小鱼际侧下压患者前额,使其头后仰,气道开放(见图1-7-7)。

③双手抬颌法:病人平卧,抢救者用双手从两侧抓紧病人的双下颌并托起,使头后仰,下颌骨前移,即可打开气道。此法适用于颈部有外伤者,以下颌上提为主,不能将病人头部后仰及左右转动。注意,颈部有外伤者只能采用双手抬颌法开放气道。不宜采用仰头抬颏法和仰头抬颈法,以避免进一步损伤脊髓(见图1-7-8)。

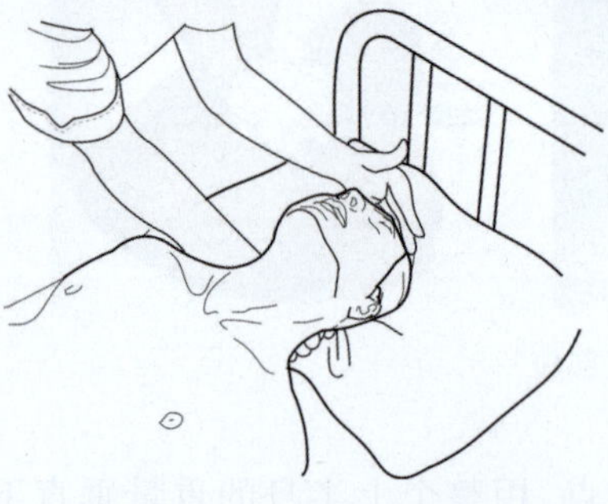

图1-7-7 仰头抬颈法

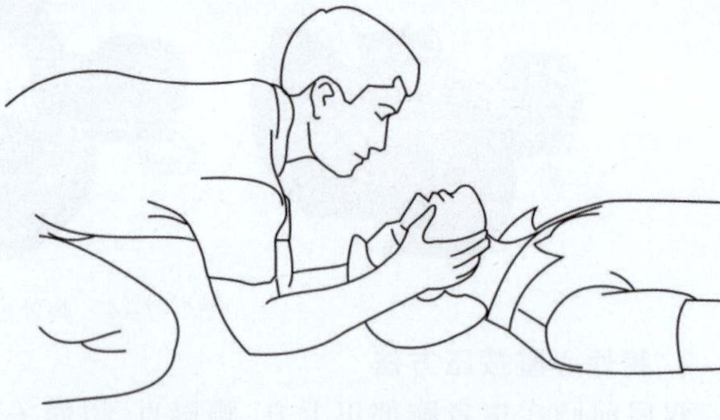

图1-7-8 双手抬颌法

(2)开放气道注意事项

①食指和中指尖不要深压颏下软组织,以免阻塞气道。

②不能过度上举下颏,以免口腔闭合。

③头部后仰的程度是以下颌角与耳垂间连线与地面垂直为正确位置。

④口腔内有异物或呕吐物，应立即将其清除，但不可占用过多时间。

⑤开放气道要迅速完成，而且在心肺复苏全过程中，自始至终要保持气道通畅。

2. 人工呼吸

开放气道后，应立即给予人工呼吸2次。保持开放气道手法，用压住额头的手以拇指和食指捏住患者鼻孔，张口罩紧患者口唇吹气，吹气后松开鼻翼，离开嘴，头转向前，眼角注视患者的胸廓，胸廓膨起为有效。待胸廓下降，吹第二口气。成人单纯人工呼吸频率为10~12次/分（见图1-7-9）。

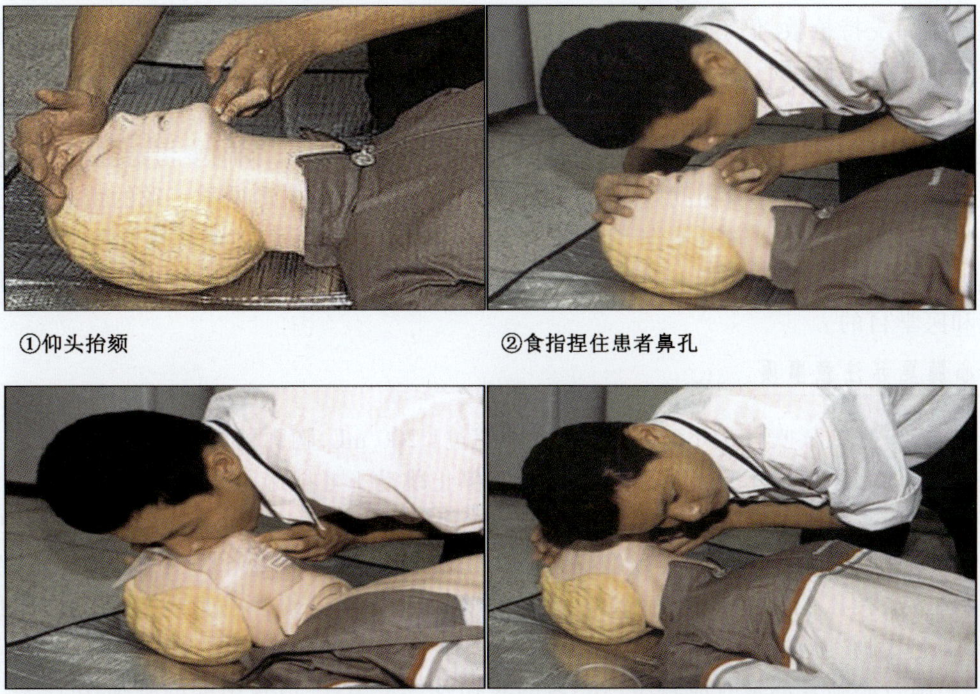

①仰头抬颏　②食指捏住患者鼻孔

③张口罩紧患者口唇吹气　④眼角注视患者的胸廓，胸廓膨起为有效

图1-7-9 人工呼吸步骤

注意事项：1.每次吹气持续时间：1.5~2 s，一般2 s；2.吹气量：500~600 mL（6-7 ml/kg），大于1 200 mL可造成胃充气；3.开放气道和2次人工呼吸时间应少于10 s。

（七）按压通气比

一般来说，胸外心脏按压和人工呼吸按顺序进行，成人胸外心脏按压与人工呼吸比例为30∶2，即胸外心脏按压30次后给予2次人工呼吸。目前国际上通用一个周期为5个循环，每个循环包括胸外心脏按压30次和2次人工呼吸。一个周期后进行复苏效果判断（要求迅速，时间5~10 s）。

（八）心肺复苏术效果评估

1. 心肺复苏术有效指征

①昏迷程度变浅，出现各种反射。

②肢体出现无意识挣扎动作、呻吟等。

③自主呼吸逐渐恢复。

④触摸到规律的颈动脉搏动。

⑤面色转红润。

⑥双侧瞳孔缩小,对光反射恢复。

⑦心电图证实恢复窦性心律。

2. 终止心肺复苏术的情形

①自主呼吸和心跳已有效恢复或有其他专业人员接替抢救。

②开始进行CPR前,能确定心跳停止达15 min以上者。

③进行标准基础生命支持和高级生命支持,心脏持续无任何反应达30 min以上或虽进行基础生命支持抢救,仍不能达到效果。

④发现有不同意心肺复苏术的有效遗嘱。

⑤救护者因疲惫、周围的环境危险、持续复苏可造成其他人员危险而不得不终止。

终止复苏的决定还要注意到一些特殊的患者,如溺水者等。同时要考虑到情感、伦理、法律及家属的意见等方面的问题,以免发生不必要的纠纷。在意见不一致的情况下,医务人员应做积极的宣教和解释工作,争取及早终止抢救。因为无意义地延长抢救时间,只会造成人力、物力的浪费,实际上对医患都不利,也不符合时代要求,同样也是违背现代伦理准则和医学目的。

三 心肺复苏注意事项

(1)人工呼吸气吹气量不宜过大,一般不超过1 200 mL,胸廓稍起伏即可。

(2)胸外心脏按压术只能在患(伤)者心脏停止跳动下才能施行。

(3)按压速率至少为100 次/min,保证每次按压后胸部回弹,尽可能减少胸外按压的中断。

(4)胸外心脏按压的位置必须准确。不准确容易损伤其他脏器。按压的力度要适宜,深度至少5 cm,按压的力度过轻,胸腔压力小,不足以推动血液循环;过大、过猛容易使胸骨骨折,引起气胸、血胸。

(5)施行心肺复苏术时应将患(伤)者的衣扣及裤带解松,以免引起内脏损伤。

扩展知识

心肺复苏术的步骤除“ABC”外,国际上还强调“D”(Defibrillation,体外电击除颤,又称体外电复律), 即A、B、C、D四步骤。原因是有效的胸外心脏按压心搏量只达正常水平的40%,要保障人体重要脏器有充足血流灌注,就必须设法恢复患者的自主心律。因此早期除颤,恢复有效的自主心律是复苏能否成功的关键。

电除颤方法:确定为心室颤动和持续性快速室速,应立即用进行双相波150–200 J(单相波360 J)电除颤。

1.除颤电极放置部位:前电极放置在右上胸锁骨下胸骨右缘,侧电极放置在左胸乳头左侧,左侧腋中线上(见图1–7–10)。

2.电除颤方法具体步骤:①开机并调节能量;②充电(充能量);③放电(电除颤)。电除颤后立即进行胸外心脏按压和人工呼吸,1个周期后再判断复苏效果。

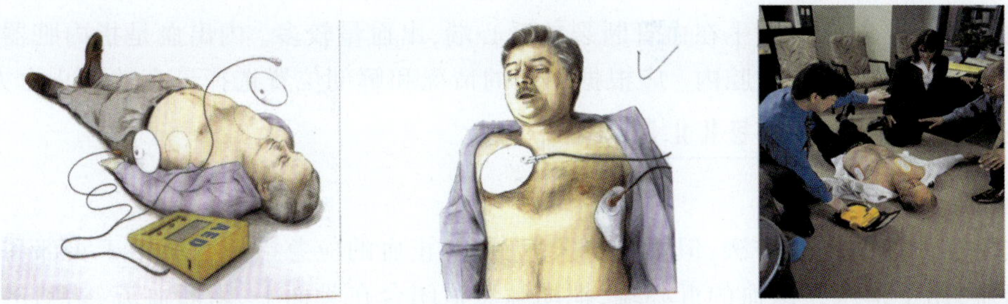

图1-7-10 电除颤

思考题

1.何为心肺复苏术？其目的是什么？
2.心肺复苏术的主要步骤是什么？顺序如何？
3.心肺复苏术的具体操作步骤是哪六步？
4.心肺复苏术中单纯胸外心脏按压如何定位？频率是多少？按压深度是多少？
5.心肺复苏术中单纯人工呼吸频率是多少？吹气量是多少？每次吹气持续时间多久？
6.心肺复苏术中按压通气比为多少？一周期是几个循环？
7.心肺复苏术的有效指征有哪些？
8.终止心肺复苏术的情形有哪些？
9.心肺复苏的注意事项有哪些？

第二节　止血技术

要点

急性出血是创伤后早期死亡的的重要原因之一。故应采取紧急止血措施以防止因大出血引起休克与死亡。判断出血的性质对止血有指导意义。

必备知识

一　出血的类型

创伤出血包括外出血和内出血。外出血是指血液自伤口向外流出，分为毛细血管出血、静脉出血和动脉出血。毛细血管出血为涌出状，血液呈鲜红色，量不多；静脉出血为缓慢持续性，血液呈暗红色，多发生在血管破裂的远心端；动脉出血为喷射状，随心脏的搏动而增强，血液呈鲜红色，多发生在血管断裂的近心端，出血量较多。内出血是指内脏器官出血，血液流入体腔如腹腔、胸腔内。应根据不同的情况和解剖位置选择最有效的止血方法。

二 指压动脉止血法和加压包扎止血法

(一)指压止血法

最方便和快捷的止血方法，但不能持久，为短暂止血的应急措施。适用于头部和四肢的动脉出血，用手指压在出血的近心端，把动脉压迫闭合在骨面上，阻断血流，达到迅速和临时止血的目的(见图1–7–11)。

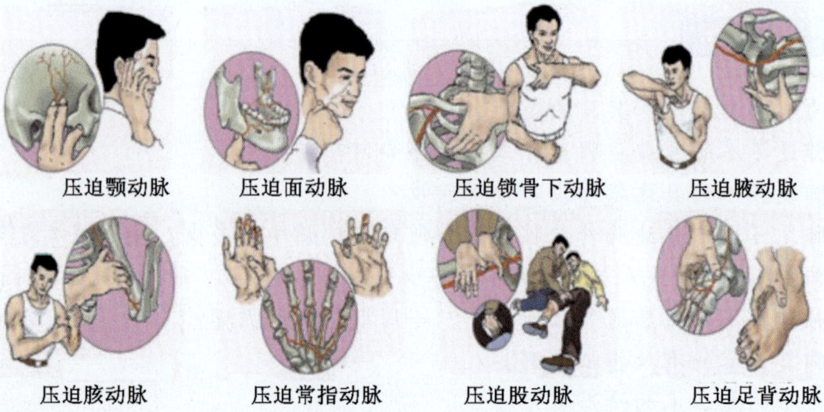

图1–7–11 指压止血法

(二)加压包扎止血法

适用于四肢、头颈、躯干等体表血管损伤时的出血。可用无菌纱布或洁净敷料覆盖伤口，对较深、大的出血伤口，宜用敷料填充，再用绷带加压包扎。加压力量以能止血而肢体远端仍有血循环为度(图1–7–12)。

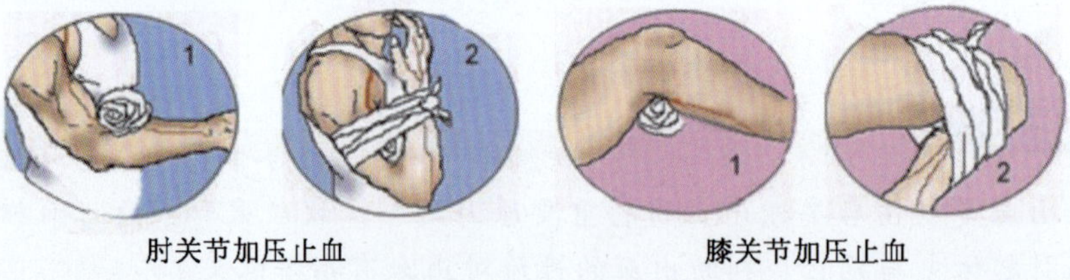

图1–7–12 加压包扎止血法

(三)止血带止血法

止血带止血法能有效控制肢体出血，使用恰当可挽救一些大出血伤员的生命，使用不当则可带来严重并发症，以致引起肢体坏死、肾功能衰竭，甚至死亡(见图1–7–13)。

1.适应症

①适用于腘动脉和肱动脉损伤引起的大出血；

②股动脉不能用加压包扎止血时，应立即使用止血带。

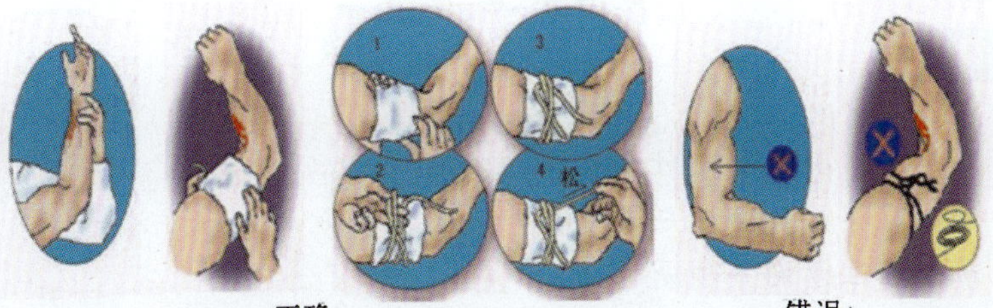

图1-7-13 止血带止血法

2. 止血带种类

常用止血带有充气型和橡胶型两种。

①充气型止血带压力均匀,压力可以调节,但不便携带;

②橡胶止血带弹性好,止血效果好,携带方便,适用于事故现场。

3. 使用止血带的部位

①上臂大出血应扎在上臂上1/3;前臂或手外伤大出血应扎在上臂下1/3处,上臂中1/3处有神经紧贴骨面,不宜扎止血带,以免损伤;

②下肢大出血应扎在股骨中下1/3交界处。

4. 止血步骤

先在止血带部位（伤口上方)用纱布、毛巾或伤者衣服垫好,然后以左手拇指、食指、中指拿止血带头端,另一手拉紧止血带绕肢体两圈,将止血带末端放在左手食指、中指间拉回固定。

5. 充气型止血带的松紧度

止血带的压力上肢为250~300 mmHg,下肢为400~500 mmHg,不可过大,以刚达到远端动脉搏动消失、阻断动脉出血为度。

6. 注意事项

①扎止血带的伤员必须有显著标志,注明启用和计算时间,优先送走救治;

②扎止血带时间一般以小于1 h为宜;

③需延长时应在1 h后放松1~2 min,继续延长时则每隔0.5 h放松一次;

④使用时间一般不应超过4 h;

⑤松止血带之前,应先输液或输血,用纱布块压迫伤口暂时止血,或准备好止血器材后再打开伤口止血;

⑥扎止血带时,应在肢体上放衬垫,避免勒伤皮肤。

采用止血带止血是大血管损伤时救命的重要手段，但使用不当，可出现严重的并发症。如总时间超过5 h,远端肢体将难以存活。已超过9 h但仍在运往医院途中的伤员,则不可再放松止血带,若此时松解止血带,因远端肢体已无生存的可能,坏死细胞释放出来的钾离子、肌红蛋白和肽类等有毒物质将随静脉流入全身并产生中毒症状,可导致心跳骤停而突然死亡。同样道理,在地震灾区急救时,如果伤员的肢体被埋压的时间过长,因缺血、缺氧已发生组织坏死,为防止毒素回流全身,应迅速将被压肢体用止血带结扎,再清除被压物体,然后送医院作进一步处理。

思考题

1.外出血有哪几种？其特征是什么？
2.止血法的分类及其适应症分别是什么？最彻底有效的止血方法是什么方法？
3.止血带止血法应注意的事项是什么？

第三节　伤病员的搬运

要点

搬运伤病员的目的是及时、迅速、安全地将伤病员搬离事故现场，避免伤情加重，并迅速送往医院进一步救治。运伤病员时，要根据其具体情况，选择合适的搬运方法和搬运工具，以免增加病人的痛苦，甚至造成新的损伤，导致病情加重。

必备知识

一　正确搬运伤病员的方法

(1)搬运伤病员时，要根据其具体情况，选择合适的搬运方法和搬运工具。

(2)必须就地检查伤情，进行包扎止血及简单固定后再搬运。

(3)搬运时动作要轻巧、敏捷、一致，尽量减少震动，以免增加伤病员的痛苦。

(4)凡怀疑有脊柱、脊髓损伤者，搬运前先固定。搬运时将伤者身体以长轴方向拖动，不可从侧面横向拖动。

(5)搬运过程中严密观察伤者生命体征，维持呼吸通畅，防止窒息，注意保暖。

二　脊柱损伤伤员的搬运方法

急救和搬运不当可使脊髓损伤平面上升或由不完全损伤变为完全性脊髓损伤。搬动时病人要躺在硬板床上一起搬(见图1-7-14)。搬动中要观察呼吸道是否阻塞并及时排除，检查呼吸、心率和血压等变化并予以纠正。

(1)用木板或平板担架搬运。如用帆布担架，可使伤员俯卧。但颈部损伤以及有呼吸困难等不可俯卧。

(2)先使伤员两下肢伸直，两上肢也伸直放于身旁。木板放在伤员一侧，两至三人扶伤员躯干、骨盆、肢体使成一整体，再平移至木板上。整个过程动作要协调统一、轻柔稳妥，保证伤员躯体平起平落，防止躯干扭转或屈曲。禁用搂抱或一人抬头、一人抬脚的方法。然后用沙袋放在伤员躯体两侧，或用布条分道将躯体和担架捆绑在一起，以防搬运途中躯体摆动。

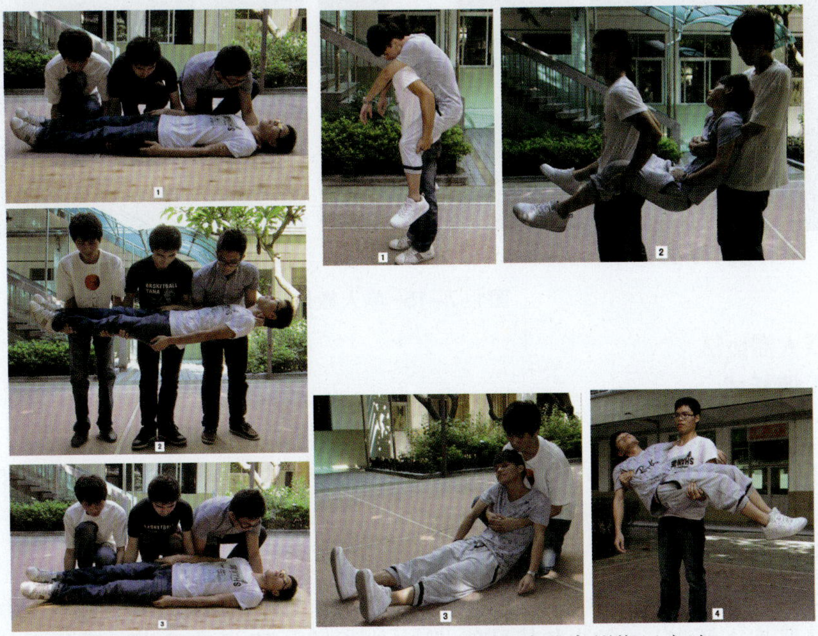

脊柱的正确搬运方法　　不正确的脊柱搬运方法

图1-7-14 脊柱骨折搬运

(3)对颈椎损伤的伤员，要由专人托住头部，并沿纵轴略加牵引，与躯干一致的姿势下搬动，或由伤员自己双手托住头部，缓慢搬移。严禁随便强行搬动头部。躺到木板上后，用纱袋或折好的衣物放在颈的两侧加以固定。

三 徒手搬运伤员的方法

当现场找不到担架，而转运路程又较近，病情又较轻时，可采用徒手搬运法。对病情重的病人如骨折、胸部创伤者，不宜使用此法。

徒手搬运法又分为单人搬运法、双人搬运法。

(一)单人搬运法

1. 扶持法

扶持法，如图1-7-15(a)，对病情较轻、无骨折、能够独立行走的病人可采用。救护者站于病人一侧，伤员靠近他的一臂揽着自己的头颈，然后救护者用外侧的手牵着他的手腕，另一手伸过病人的背部扶持他的腰，使其身体靠着救护者。

2. 背负法

背负法，如图1-7-15(b)，适用于老幼、体轻、清醒的伤员。救护者站于病人前面，呈同一方向。微弯背部，将病人背起。但对胸部创伤病人不宜采用此法。

3.拖行法

拖行法，如图1-7-15(c)，适用于体重、体型较大的伤员，不能移动，现场又非常危险需立即离开者。拖拉时不要弯曲或旋转伤员的颈部和背部。

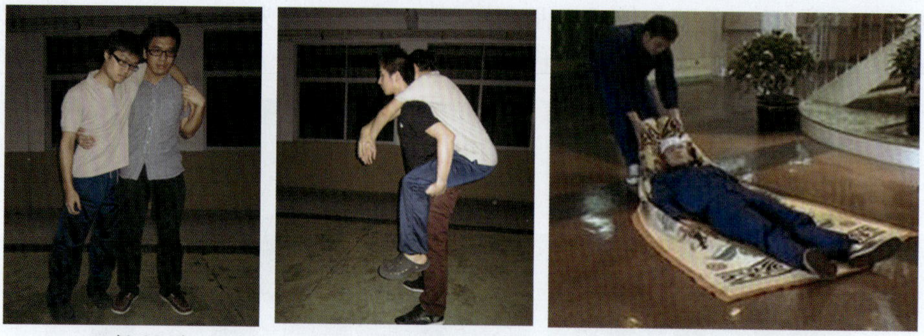

(a)扶持法　(b)背负法　(c)拖行法

图1-7-15　单人搬运法

(二)双人搬运法

1. 双人椅托式

双人椅托式,如图1-7-16(a),适用于清醒伤员。甲乙两救护者在伤员两侧对立。甲以右膝、乙以左膝跪地,各以一手入伤员大腿之下而互相紧握,其他之手彼此交替而搭于肩上,支持伤者背部。

2. 双人拉车式

双人拉车式,如图1-7-16(c),适用于意识不清者。两救护者,一个站在伤员的头部,两手插到腋下,将其抱入怀中,一个站在其足部,跨在他两腿中间,两人步调一致慢慢抬起前行。

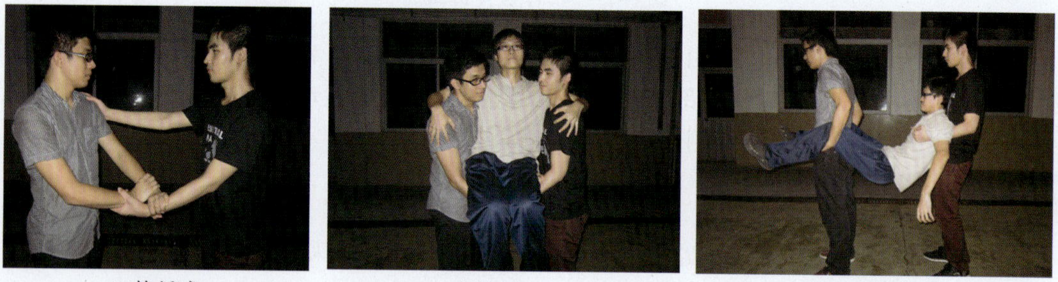

(a)椅托式　(b)轿扛式　(c)拉车式

图1-7-16　双人搬运法

思考题

1.试述正确搬运伤病员的方法。

2.试述徒手搬运伤员的方法。

第八章 常见急症的现场急救

第一节 昏 迷

要点

昏迷是意识障碍的严重阶段。各种刺激不能使其觉醒，无自发睁眼，无有目的的自主活动(如图1-8-1)。昏迷分浅昏迷、中昏迷、深昏迷三种程度。

意识是人体对周围环境和自身状态的感知能力。当脑干上行网状激活系统或双侧大脑皮层损害时均可导致意识障碍。主要见于脑功能失调和全身性疾病，如脑血管意外、各种中毒、缺氧、低血糖、休克、高热、心肝肺肾严重功能障碍等。

本节的要点是昏迷的识别和一般处理。

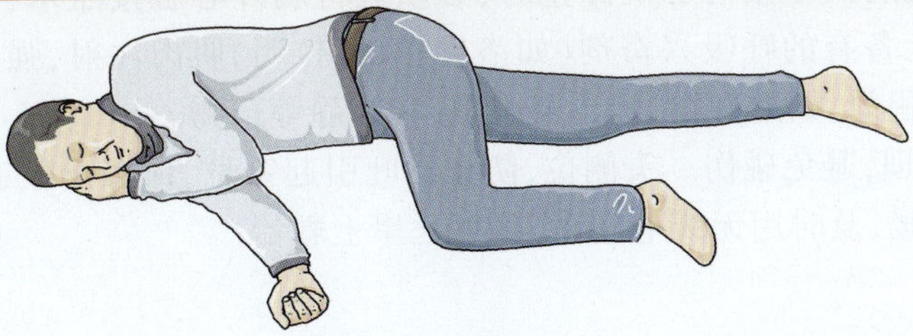
图 1-8-1 昏迷

必备知识

一 昏迷的临床症状及伴随症状

(一)临床症状

1. 浅昏迷

意识大部分丧失，无自主运动，对声、光刺激无反应，对疼痛刺激尚可出现痛苦的表情或肢体退缩等防御反应。角膜反射、瞳孔对光反射、吞咽反射、眼球运动、咳嗽反射可以存在。生命体征无明显改变。

2. 中昏迷

对周围事物无反应,对激烈的刺激可出现防御反应。角膜反射、瞳孔对光反射减弱。生命体征已有改变。

3. 深昏迷

全身肌肉松弛,对各种刺激均无反应,深、浅反射均消失。生命体征明显改变。

(二)伴随症状

1.发热:见于脑炎、脑膜炎及重度感染性疾病。

2.呼吸缓慢:见于吗啡、巴比妥、有机磷等中毒。

3.瞳孔散大:见于颠茄、酒精等中毒以及低血糖状态。

4.瞳孔缩小:见于吗啡、巴比妥、有机磷等中毒。

5.心动过缓:颅内高压、心脏病(房室传导阻滞)、吗啡中毒等。

6.高血压:见于高血压脑病、脑血管意外、尿毒症。

7.低血压:见于各种原因的休克。

8.皮肤黏膜改变:如出血点、紫癜可见于重度感染和出血性疾病。

9.体温过低:低血糖、甲减、酒精中毒等。

二 昏迷病人的处理

在船上发现昏迷病人,不能很快明确原因情况下,必须对症应急处理:

(1)首先要观察生命体征。防止舌后坠出现梗阻性呼吸困难。①检查呼吸情况:观察胸部、腹部的起伏幅度,或以耳贴近病人口、鼻,倾听呼吸音并感觉呼吸道通畅与否。取出口腔中脱落或活动的假牙,以防堵塞呼吸道。②观察心脏:在胸部心前区倾听心音,或触摸手腕桡动脉和颈部动脉的搏动,同时要谨防心跳骤停的危险。

(2)当发现病人呼吸与心跳停止时,必须进行胸外心脏按压术,与此同时进行人工呼吸,并应用船上备有的呼吸兴奋剂(如洛贝林、可拉明)肌肉注射,强心药(肾上腺素)心内注射。可用促醒剂,如纳洛酮、胞二磷胆碱、醒脑静等药物。

(3)加强护理,避免碰伤。头侧位,防止呕吐引起窒息,保持呼吸道通畅,有条件可吸入氧气。注意保暖,及时用无线电联系,尽早送岸上救治。

扩展知识

脑死亡:大脑和脑干功能全部丧失时称脑死亡。世界卫生组织(WHO)脑死亡判定标准:①对外界刺激无任何反应;②无反射活动;③无自主性活动;④无自主呼吸;⑤脑电图示脑电波消失。上述情况持续时间至少12 h,经各种抢救无效,需除外急性药物中毒、低温和内分泌代谢疾病等。

思考题

1.何为昏迷?
2.昏迷程度可分为几种程度?
3.昏迷病人要注意观察什么?

第二节 窒 息

要点

人体的呼吸过程由于某种原因受阻或异常,所产生的全身各器官组织缺氧,二氧化碳潴留而引起的组织细胞代谢障碍、功能紊乱和形态结构损伤的病理状态称为窒息。当人体内严重缺氧时,器官和组织会因为缺氧而广泛损伤、坏死,尤其是大脑。气道完全阻塞造成人体不能呼吸只要1 min,心跳就会停止,但只要抢救及时,解除气道阻塞,心跳可随之恢复。因此,窒息是危重症,是重要的死亡原因之一。

窒息的识别和呼吸道阻塞的处理是必须掌握的。

必备知识

一 窒息的主要原因

(1)机械性窒息:因机械作用引起呼吸障碍,如缢、绞、扼颈项部,用物堵塞呼吸孔道,压迫胸腹部,患急性喉头水肿或食物吸入气管等造成的窒息。

(2)中毒性窒息:如一氧化碳中毒,大量的一氧化碳由呼吸道吸入肺,进入血液,与血红蛋白结合成碳氧血红蛋白,阻碍了氧与血红蛋白的结合与解离,导致组织缺氧造成的窒息。

(3)病理性窒息:如溺水和肺炎等引起的呼吸面积的丧失。

(4)脑循环障碍引起的中枢性呼吸停止。

(5)新生儿窒息及空气中缺氧的窒息:如关进箱、柜内,空气中的氧逐渐减少等。

二 临床表现

1.呼吸极度困难,或呼吸带有杂音。
2.昏迷或半昏迷状态,不能说话。
3.皮肤、口唇、颜面和指甲青紫。
4.心跳快而微弱,呼吸浅弱而不规则,血压下降。
5.心脏、呼吸停止,瞳孔散大,全身反射消失,最后死亡。

三 急救

根据不同的窒息原因采取不同的救护：如系呼吸道阻塞，应尽早、尽快解除呼吸道阻塞，将病人下颌上抬或压额抬后颈部，解除舌根后坠，用手指或吸引器将口咽部呕吐物、血块、痰液等异物挖出或抽出；若异物滑入气管，可使病人俯卧，用拍背或压腹的方法，拍挤出异物，使气管通畅，挽救病人生命。如果你是现场唯一的施救者，在拨打求救电话之前，应先对患者进行急救；如果旁边还有别的人，在你对患者施救时，让另一个人打电话求助。对于中毒性窒息的救治应注意发生起火或爆炸的危险，密闭场所须带防救设备，迅速将病人转移至空气新鲜的通风场所。勒颈窒息应迅速割断绳索，将病人平躺，松开病人衣领。以上情况若呼吸、心跳已停止，应紧急进行心脏复苏术。

扩展知识

针对窒息，目前最常用海姆利克氏操作急救法(简称海氏急救术)。具体是站在患者身后，双臂合拢环抱患者腰部，使患者弯腰稍向前倾，一手握拳，轻放在患者的肚脐上，另一手也紧握拳头，在患者腹部迅速有力地向上挤压，好像要提起患者身体一样，重复以上步骤，直至异物被排出(见图1-8-2)。若病人清醒时，可自己实施海氏急救术：一手握拳，轻放在自己的肚脐上，另一手也握拳，用你的拳头快速由内向外挤压，或俯身压在坚硬的物体上，如椅子或工作台上(见图1-8-3)。

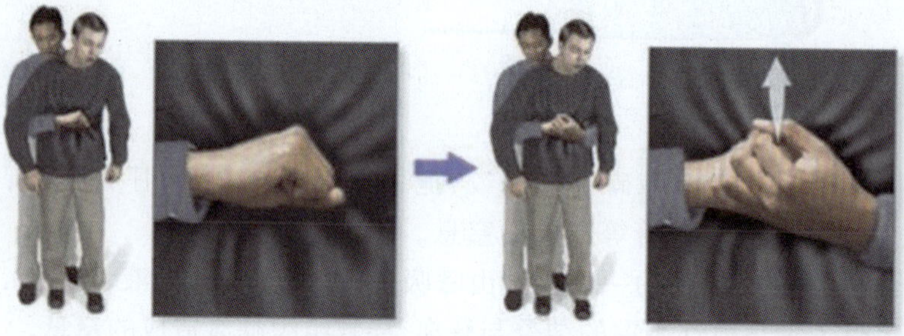

图1-8-2 海氏急救术(一)

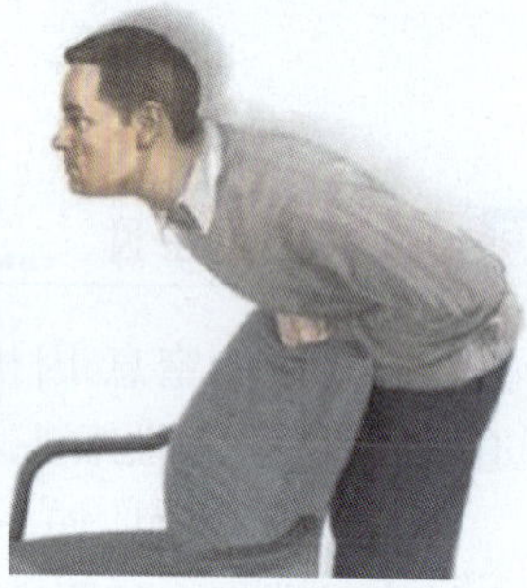

图1-8-3 海氏急救术(二)

思考题

1.机械性窒息常发生在什么情况下？

2.窒息分为哪几种？

3.窒息的主要临床表现是什么？

4.什么是海氏急救术？

第三节 心脏骤停和心脏性猝死

要点

了解心脏骤停的常见原因，掌握心脏骤停的临床表现和诊断要点，掌握心脏骤停的处理原则。

必备知识

一 定义和病因

(一)心脏骤停

心脏骤停系指心脏射血功能的突然停止。导致心脏骤停的病理生理机制最常见的是心室快速性心律失常(室颤和室速)，其次是缓慢性心律失常或心室停顿，较少见无脉性电活动。

(二)心脏性猝死

心脏性猝死是指急性症状发作后1 h内发生的以意识丧失为特征的、由于心脏原因引起的无法预测的自然死亡。

(三)心脏骤停病因

(1)心脏血管疾病：冠心病、主动脉疾病、心内膜疾病、心肌疾病、心脏肿瘤。

(2)意外事故：电击、创伤、溺水、中暑等。

(3)各类休克：如感染性休克、过敏性休克、失血性休克。

(4)各种中毒：如药物洋地黄、氨茶碱中毒，有机磷、敌鼠强中毒。

(5)电解质及酸碱平衡紊乱。

绝大多数心脏性猝死发生在有器质性心脏病的患者。在西方国家，所有心脏性猝死中，冠心病及其并发症所致者高达80%以上。各种心肌病(肥厚型、扩张型)占10%~15%。其余5%~10%的心脏性猝死可由各种病因酿成，如长QT综合征、Brugada综合征等。

二 心脏骤停临床表现和诊断要点

(一)心脏骤停临床表现

心脏骤停后脑血流量急剧减少，导致意识突然丧失。下列症状体征有助于立即判断是否发生心脏骤停：

(1)突然意识丧失或伴短阵四肢抽搐(多在心脏骤停10~20 s内出现)；

(2)颈动脉搏动消失；

(3)心音消失；

(4)血压测不到；

(5)呼吸骤停或呼吸呈叹息样逐渐缓慢继而停止；

(6)双侧瞳孔散大；

(7)突然出现皮肤、黏膜苍白或口唇、肢端发绀；

(8)大小便失禁。

(二)心脏骤停诊断要点

1. 临床诊断

①突发意识丧失或伴有短阵抽搐；

②大动脉搏动消失，特别是心音消失；

③呼吸停止或叹息样呼吸，并很快就呼吸停止；

④双瞳孔散大，对光反射消失；

⑤突然出现皮肤、黏膜苍白，口唇、肢端发绀。

以上具备①②③即可诊断成立。

2. 心电图诊断

①心室纤颤波、室性心动过速。

②心室静止，心电图呈一水平直线或仅有P波而无QRS波群。

③心电-机械分离，心电图示极为缓慢，低而宽的不典型心室波，但不引起心室收缩活动。

三 心脏骤停的处理原则

抢救心脏骤停成功的关键是尽早进行心肺复苏(CPR)和尽早进行电复律治疗(详见心肺复苏章节)。具体步骤如下：

1.识别；

2.呼救；

3.胸外心脏按压；

4.开放气道；

5.人工通气；

6.除颤；

7.心肺复苏的药物治疗：

①肾上腺素(首选)1 mg静脉推注，每3~5 min一次。

②利多卡因：利多卡因1~1.5 mg/kg，静脉推注。适用于室颤或心动过速的首选药物。

③胺碘酮：常用本品150 mg+5%葡萄糖100 mL中静脉注射，适应症同上。

④碳酸氢钠：一般首剂为1 mmol/kg，静脉推注。剂量依代谢性酸中毒的严重程度决定。注意：心肺复苏而未行有效的人工通气时，应用碳酸氢钠会增加复苏的危险性。

⑤多巴胺、去甲肾上腺素：主要用于无血容量不足的严重低血压。

8.与陆岸联系，转送至医院进一步高级生命支持(如脑复苏)和病因治疗。

案 例

患者男性，28岁，既往无心脏病史。船上任职水手。患者于1 h前长时间在烈日下甲板工作后，突然倒地，面色苍白，呼之不应，无呕吐，无肢体抽搐。急查患者颈动脉搏动消失，无自主呼吸。船长判定为心跳骤停。立即搬入船舱内予以心肺复苏术。经100 min胸外心脏按压和人工呼吸后，患者恢复自主心跳，颈动脉搏动及自主呼吸恢复，心跳98次/min，患者神志逐渐恢复。

点评：患者为中暑引起心脏骤停，船长判断正确，及时行心肺复苏术，挽救了水手的生命。

思考题

1.什么是心脏骤停？什么是心脏性猝死？
2.心脏骤停病因有哪些？
3.如何判断心脏骤停？
4.抢救心脏骤停成功的关键是什么？

第四节　冠状动脉粥样硬化性心脏病

要点

冠心病是动脉粥样硬化导致器官病变的最常见类型，也是世界上最常见的死亡原因之一。因此掌握冠心病定义、心绞痛与心肌梗死的诊断和处理原则对冠心病的紧急救治极为重要。

必备知识

一 冠心病的概念

冠状动脉粥样硬化性心脏病指冠状动脉粥样硬化使血管腔狭窄或阻塞，或(和)因冠状动脉功能性改变(痉挛)导致心肌缺血缺氧或坏死而引起的心脏病，统称冠状动脉性心脏病，简称冠心病，亦称缺血性心脏病(见图1–8–4)。

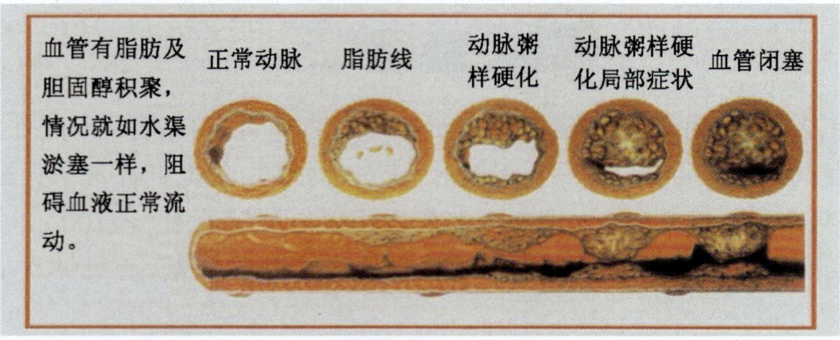

图1-8-4

冠心病是动脉粥样硬化导致器官病变的最常见类型，也是世界上最常见的死亡原因之一。男性多在40~60岁之间，女性最常在绝经后出现本病症状，男性多于女性。

根据冠状动脉病变的部位、范围、血管阻塞程度和心肌供血不足的发展速度、范围和程度的不同，本病可分为五种临床类型：

1.无症状性心肌缺血型。

2.心绞痛型。

3.心肌梗死型。

4.缺血性心肌病型。

5.猝死型。

二 心绞痛的诊断和处理原则

（一）心绞痛的胸痛特点和诊断

1. 心绞痛的胸痛特点

心绞痛是冠心病最常见的一种临床类型，以发作性胸痛为主要临床表现，疼痛的特点为：①部位：主要在胸骨体中段或上段之后可波及心前区，有手掌大小范围，常放射至左肩、左臂内侧达无名指和小指，或至颈、咽或下颌部、牙齿及上腹部等。②性质：胸痛常为压迫、发闷或紧缩性，也可能有烧灼感。③诱因：发作常由体力劳动或情绪激动所诱发，饱食、寒冷、吸烟、心动过速、休克等亦可诱发。④持续时间：疼痛常逐步加重，在3~5 min内渐消失，一般不超过30 min。⑤缓解方式：一般在诱因停止后即可缓解或舌下含用硝酸甘油在几分钟内缓解。⑥伴随症状：心绞痛发作时常见心率增快、血压升高、表情焦虑、皮肤冷或出汗及呼吸困难等症状。

2. 心绞痛诊断

根据上述典型的发作特点和体征，含用硝酸甘油后缓解，结合年龄、冠心病危险因素，排除其他原因所致心绞痛，一般即可诊断。

（二）心绞痛处理原则和目的

针对心绞痛的治疗原则是改善冠状动脉的供血和降低心肌的耗氧，同时治疗动脉粥样硬化。治疗目的有两个：一是预防心肌梗死和猝死，改善预后；二是减轻症状和缺血发作，提高生活质量。

1. 心绞痛发作时的治疗

(1)休息

发作时立刻休息,一般患者在停止活动后症状即可消除。

(2)药物治疗

较重的发作,可使用作用较快的硝酸酯制剂。硝酸异山梨酯: 5~10 mg,舌下含化,2~5 min见效,作用维持2~3 h。硝酸甘油: 0.5~1.0 mg,舌下含化, 1~2 min即开始起作用。还有供喷雾吸入用的制剂(保欣宁)。

其他中成药如速效救心丸、麝香保心丸等。

在应用上述药物的同时,可考虑用镇静药,如地西泮片(安定)2.5~5 mg,口服。

2. 心绞痛缓解期的治疗

(1)宜尽量避免各种确知足以诱致发作的因素。调节饮食,避免过饱、油腻饮食;禁绝烟酒。调整日常生活与工作量;减轻精神负担;保持适当的体力活动,但以不致发生疼痛症状为度;一般不需卧床休息。

(2)药物治疗:

①抗心绞痛和抗心肌缺血治疗药物

a.硝酸酯类制剂:有硝酸异山梨酯(消心痛)5~20 mg,3次/日;5-单硝酸异山梨酯20~40 mg,2次/日。

b.β受体阻滞剂:目前常用有美托洛尔25~100 mg,2次/日,缓释片47.5~95 mg,1次/日;阿替洛尔12.5~25 mg,1次/日;比索洛尔 2.5~5 mg,1次/日。

c.钙通道阻滞剂:地尔硫卓30~60 mg,3次/日;其缓释制剂45~90 mg,2次/日。

d.中医中药:麝香保心丸2粒,3次/日;复方丹参滴丸5粒,3次/日等。

②预防心肌梗死和死亡的药物:

a.抗血小板治疗:阿司匹林片75~300 mg,1次/日;氯吡格雷片75 mg,1次/日。

b.降血脂治疗:他汀类药物如阿托伐他汀10~40 mg,1次/日;辛伐他汀 20~40 mg,每晚1次等。

c.血管紧张素转换酶抑制剂(ACEI):卡托普利12.5~25 mg,2~3次/日;依那普利5~10 mg,2次/日;贝那普利10~20 mg,1次/日等。

(3)冠脉介入治疗(PCI):冠状动脉球囊扩张术加支架植入术。

(4)外科手术治疗:冠状动脉搭桥术。

(5)运动锻炼疗法:谨慎安排进度适宜的运动锻炼有助于促进侧支循环的形成,提高体力活动的耐受量而改善症状。

心绞痛疼痛发作频繁或持续不缓解及高危患者病情发展常难以预料, 应使患者处于医生的监控之下,因为它是心肌梗死的一种先兆,在这种情况下应按心绞痛发作时的治疗救治,并通过通信系统与岸上医生联系,指导治疗并尽快靠岸送医院治疗。

三 心肌梗死的诊断和处理原则

(一)心肌梗死胸痛特点和诊断

1. 心肌梗死胸痛特点

心肌梗死是心肌缺血性坏死。在冠状动脉病变的基础上,发生冠状动脉供血急剧减少或中断,使相应的心肌严重而持久地急性缺血导致心肌坏死。

急性心肌梗死(AMI)临床表现有持久的胸骨后剧烈疼痛、发热、白细胞计数和血清心肌坏死标记物增高以及心电图进行性改变;可发生心律失常、休克或心力衰竭,属急性冠脉综合征(ACS)的严重类型。急性心肌梗死与心绞痛的鉴别如表1-8-1所示。

表1-8-1 急性心肌梗死与心绞痛的鉴别

鉴别诊断项目		心绞痛	急性心肌梗死
疼痛	1.部位	胸骨中上段之后	相同,但可在较低位置或上腹部
	2.性质	压榨性或窒息性	相似,但更剧烈
	3.诱因	劳动、情绪激动、受寒、饱食	不常有
	4.时限	短,1~5min或15min以内	长,数小时或1~2天
	5.频率	频繁发作	不频繁
	6.硝酸甘油疗效	显著缓解	作用较差
气喘或肺水肿		极少	可有
血压		升高或无显著变化	常降低,甚至发生休克
心包摩擦音		无	可有
坏死物质吸收的表现			
1.发热		无	常有
2.白细胞增加(嗜酸性粒细胞减少)		无	常有
3.血沉增快		无	常有
4.血清心肌酶增高		无	有
心电图变化		无变化或暂时性心性ST段和T波变化	有特征性和动态性变化

2. 急性心肌梗死诊断

根据上述典型的临床表现、特征性的心电图改变以及实验室检查发现,诊断本病并不困难。

(二)急性心肌梗死处理

急性心肌梗死处理原则:强调及早发现、及早住院,并加强住院前的就地处理。治疗原则是尽快恢复心肌的血液灌注,以挽救濒死的心肌,防止梗死扩大或缩小心心肌缺血范围,保护和维持心脏功能。及时处理严重心律失常、泵衰竭和各种并发症,防止猝死,使患者不但能渡过急性期,且康复后还能保持尽可能多的有功能的心肌。

1. 监护和一般治疗

(1)休息:急性期卧床休息,保持环境安静。减少探视,防止不良刺激,解除焦虑。

(2)监测:患者应立即进行心电、血压和呼吸的监测,除颤仪应随时处于备用状态。

(3)吸氧:对呼吸困难和血氧饱和度降低者,最初几日间断或持续通过鼻管面罩吸氧。

(4)护理:急性期12 h卧床休息。若无并发症,24 h内应鼓励患者在床上进行肢体活动,若无低血压，第3天就可在病房内走动；梗死后第4~5天，逐步增加活动直至每天3次步行100~500 m。

(5)建立静脉通道：保持给药途径畅通。如条件不允许，可改为舌下含服。

(6)扩张冠状动脉。

(7)抗血小板治疗：阿司匹林300 mg，1次/日，3日后改为75~150 mg，1次/日，长期服用。氯吡格雷片300 mg，顿服1次，以后75 mg，1次/日。

2. 解除疼痛

尽快解除疼痛，可选用下列药物：哌替啶50~100 mg肌内注射或吗啡5~10 mg皮下注射。心肌再灌注疗法是解除疼痛极有效的办法。

3. 心肌再灌注治疗

起病3~6 h最多在12 h内，使闭塞的冠状动脉再通，心肌得到再灌注，濒临坏死的心肌可能得以存活或使坏死范围缩小，减轻梗死后心肌重塑，预后改善，是一种积极的治疗措施，包括：静脉溶栓疗法、介入治疗 (PCI)、紧急冠状动脉搭桥术(见图1-8-5)。

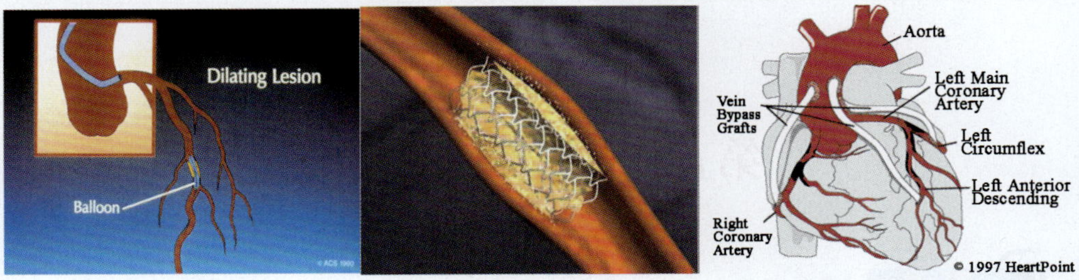

支架植入术　　冠状动脉搭桥术

图1-8-5 介入治疗 (PCI)

4. 其他并发症的治疗

抗心律失常、控制休克、治疗心力衰竭等。

5.船上急性心肌梗死处理

急性心肌梗死是心脏疾病中最危险的疾病，如梗死面积大，又得不到适当的治疗，死亡率很高，有时发生猝死。所以在船上一旦发现此类病人，除立即绝对卧床休息、监测生命体征和一般治疗、解除疼痛、扩张冠脉等处理外，应及时用通信工具和医疗救助中心联系，争取送医院救治。

扩展知识

冠心病Ⅱ级预防的ABCDE治疗：

A.阿司匹林和ACEI(或血管紧张素Ⅱ受体阻滞剂ARB)应用。

B.β受体阻滞剂和控制血压。

C.控制血脂和戒烟。

D.调节饮食和控制血糖。

E.冠心病的教育和适当的运动。

思考题

1.什么是冠状动脉粥样硬化性心脏病？有哪些临床类型？
2.典型心绞痛发作的特点(诱因、时间、部位、性质、程度、缓解因素、伴随症状)？
3.心绞痛处理原则和目的是什么？
4.心绞痛发作时的治疗有哪些？
5.急性心肌梗死病人胸痛的特点？
6.如何鉴别急性心肌梗死和心绞痛？
7.船上人员心绞痛发作频繁或持续不缓解时应如何处理？
8.船上如何处理急性心肌梗死？

第五节　原发性高血压

要点

高血压，是一种以血压(体循环动脉压)升高为主要特点的临床综合征，分为原发性高血压和继发性高血压。原发性高血压定义为收缩压≥140 mmHg和(或)舒张压≥90 mmHg，根据血压升高水平，又进一步将高血压分为1~3级。本节重点掌握高血压急症表现和处理方法。

必备知识

一　高血压定义

高血压是一种以血压(体循环动脉压)升高为主要特点的临床综合征，临床表现无特异性，常伴或不伴有靶器官受损症状和体征，是导致多种心脑血管疾病的重要原因和危险因素。高血压可分为原发性高血压和继发性高血压，继发性高血压是某些疾病的一种临床表现，本身有明确而独立的病因，占5%。原发性高血压占高血压95%以上，本文论述均为原发性高血压。

二　高血压的诊断标准

目前，我国采用的高血压定义为收缩压≥140 mmHg和(或)舒张压≥90 mmHg，高血压的诊断必须以未服用降压药物的情况下2次或2次以上非同日多次血压测定所得的平均值为依据。根据血压升高水平，又进一步将高血压分为1~3级。血压分类和标准见表1-8-2。

表1-8-2 血压的定义和分类表

类别	收缩压(mmHg)	舒张压(mmHg)
正常血压	<120	<80
正常高值	120~139	80~89
高血压		
1级(轻度)	140~159	90~99
2级(中度)	160~179	100~109
3级(重度)	≥180	≥110
单纯收缩期高血压	≥140	<90

当收缩压和舒张压分属于不同分级时，以较高的级别作为标准。

以上标准适用于男、女性任何年龄的成人。

三 高血压急症及其处理方法

(一)高血压急症

高血压急症是指高血压在疾病发展过程中，在某些诱因的作用下，短时间(数小时或数天)内血压急剧升高，舒张压大于130 mmHg和(或)收缩压大于200 mmHg，病情急剧恶化，并伴有心、脑、肾、眼底、大动脉等主要靶器官功能严重受损的综合征。根据靶器官功能损害情况又可分为高血压危象和高血压脑病。

(二)高血压急症处理

船上高血压急症处理原则：可根据船上医疗条件，迅速降低过高的血压，积极防治并发症。如船上条件具备，可采取更正规准确的降压方法(具体见【扩展知识】)。

(1)去除诱因，立即休息，保持安静，避免刺激。

(2)可抬高病人的床头至30°，以达到体位性降压的目的。

(3)保持呼吸道通畅，把头部偏向一侧，以免将呕吐物吸入呼吸道而引起窒息。

(4)通风，保障空气清新，必要时吸氧。

(5)降压药物应用：

硝苯地平 (心痛定)10 mg~20 mg舌下含服，5 min内开始降压，30 min后血压平均可下降40/25 mmHg，可维持3 h以上。

硝酸甘油0.5 mg~1 mg舌下含服，3 min起效，维持时间短，可重复使用，尤适用于伴有心绞痛或胸闷者。

卡托普利12.5~25 mg舌下含服，起效迅速，降压效果明显，适用于急性危重高血压患者。若30 min内血压下降不明显，可再含服25 mg。

安定2.5 mg~5 mg口服，用于烦躁不安者。

(6)尽快向医疗救护中心求助，协助进一步治疗。

扩展知识

一 高血压急症治疗

在船上条件具备的情况下，应采取正规、准确的高血压急症治疗，原则和用药如下：

1. 迅速降低血压

先静脉滴注给药，同时应经常测量血压或无创性血压监测。如果情况允许，及早开始口服降压药治疗。

2. 控制性降压

开始的24 h内将血压降低20%~25%，48 h内血压不低于160/100 mmHg。在随后的1~2周内，再将血压逐步降到正常水平。

3. 合理选择降压药

要求起效迅速，作用持续时间短，停药后作用消失较快，不良反应较小，不明显影响心率、心排出量和脑血流量。首选硝普钠，亦可选用硝酸甘油、尼卡地平、地尔硫卓等。

（1）硝普钠。开始时以50 mg/500 mL浓度每分钟10~25 μg速率静滴，密切观察血压，根据血压水平仔细调节滴注速率。硝普钠可用于各种高血压急症。

（2）硝酸甘油。开始时以每分钟5~10 μg速率静滴，然后每5~10 min增加滴注速率至每分钟20~50 μg。主要用于急性心力衰竭或急性冠脉综合征时高血压急症。

（3）尼卡地平。开始时以每分钟0.5 μg/kg 静脉滴注，逐步增加剂量到每分钟6 μg/kg。尼卡地平主要用于高血压危象或急性脑血管病时高血压急症。

（4）地尔硫卓配制成50 mg/500 mL浓度，以每小时5~15 mg速率静滴，根据血压变化调整速率。地尔硫卓主要用于高血压危象或急性冠状动脉综合征。

4. 避免使用的药物

利血平肌肉注射起作用较慢，如果短时间内反复注射又导致难以预测的蓄积效应，发生严重低血压，引起明显嗜睡反应，干扰对神志状态的判断。不主张用利血平治疗高血压急症。治疗开始时也不宜使用强力的利尿降压药，除非有心力衰竭或明显的体液容量负荷过度等症状。

二 几种常见高血压急症的处理原则

1. 脑出血

血压维持在160/100 mmHg至200/130 mmHg。

2. 脑梗死

一般不需要作高血压急症处理。

3. 不稳定性心绞痛和急性心肌梗死

可选择硝酸甘油或地尔硫卓静脉滴注，也可选择口服倍他乐克和卡托普利等治疗。血压控制的目标是疼痛消失，舒张压<100 mmHg。

4. 急性左心室衰竭

硝普纳或硝酸甘油是较佳的选择。需要时还应静脉注射呋塞米等。

三 高血压急症的预防方法

高血压急症对心、脑、肾、大动脉等主要靶器官功能的损害常常是严重的、难以逆转的。救治高血压急症，最好是未雨绸缪，以预防为主，千万不要"平时不烧香，急时抱佛脚"。那么怎样预防高血压和高血压急症呢？

(1)首先要认真改变生活方式。限制饮酒、戒烟、适当增加运动、减轻体重、低盐低脂饮食、补钙和钾、讲究心理卫生。

(2)有高血压病者应在专科医生指导下尽早治疗、个体化治疗、整体治疗、长期治疗。

(3)已经服降压药物的高血压病患者，应自我监测血压，定期到医院随诊，听从专科医生的嘱咐，不要自己随便减药、停药。

思考题

1.原发性高血压的定义是什么？
2.原发性高血压的诊断标准是什么？
3.何为高血压急症？
4.高血压急症如何处理？
5.如何预防高血压和高血压急症？

第六节　脑血管意外

要点

脑血管病的识别和一般处理是本节必须掌握的内容。

必备知识

脑血管意外是各种病因导致的急慢性脑血管病的总称，分缺血性和出血性两大类，是临床常见病、多发病，病死率、致残率均高，和心脏病、恶性肿瘤构成导致人类死亡的三大疾病。急性脑血管疾病也称脑卒中，主要包括脑梗死(脑血栓形成、脑栓塞)、脑出血和蛛网膜下腔出血。脑血管病临床表现各有不同特点，其处理也各不相同。

一 脑血管意外临床表现

（一）短暂性脑缺血发作（TIA）的特点

（1）多发生在50岁以上的中老年人，常有高血压、糖尿病、高脂血症、脑动脉硬化等病史。

（2）常突然起病，可有一过性失明、失语、偏瘫、眩晕、构音不清、共济失调、吞咽困难等症状。

（3）发作时间较短，一般持续10~20 min，多在1 h内缓解，最长不超过24 h，不留神经功能缺损症状，影像学检查无责任病灶。

（二）脑血栓形成的特点

（1）多为60岁以上的老年人，常有高血压、糖尿病、高脂血症、脑动脉硬化和短暂性脑缺血发作的病史。

（2）多在睡眠或休息时发病，患者多在晨起时出现一侧肢体无力、肢体麻木、失语等 。

（3）病情多在数小时至数天逐渐达到顶点。大面积梗死时可伴有意识障碍。

（4）脑脊液检查压力不高，常规及生化检查也多正常。头颅CT检查可见低密度梗死区，大面积梗死可伴有脑水肿和占位效应。

（5）年轻人患此病时，应考虑脑动脉炎、心房黏液瘤等病变的可能性，应做心脏和脑的超声检查。

（三）脑栓塞的特点

（1）起病急，发病迅速，进展较快。

（2）常有心脏瓣膜病、心房纤颤、心肌梗死和大动脉粥样硬化病史。

（3）起病后常有昏迷、抽搐、偏瘫，有时还能发现其他部位栓塞而导致的症状。

（4）脑脊液压力检查偏高或正常，有时可见红细胞。头颅CT检查与脑血栓形成类似，有时脑水肿较明显，在低密度区有高密度灶存在即为继发出血性转化。

（四）脑出血的特点

（1）多发生于40~60岁的人，多数患者有高血压病史。

（2）常在活动中或情绪激动时发病。

（3）起病急，进展快，常在短时间内达到严重的程度。

（4）发病前，多有先兆症状，如头晕、头痛、呕吐，随即出现意识障碍。意识障碍的程度越深，病情愈后越差。有的病人有抽搐、大小便失禁。

（5）可合并眼底视网膜出血，出现视物模糊等症状。

（6）脑脊液检查可出现血性脑脊液，脑脊液的压力增高。头颅CT检查早期就可出现出血灶的高密度区，两周后检查出血灶可能吸收变为低密度区。

（7）如果是内囊出血，则可伴出血灶对侧偏瘫、偏身感觉障碍、同象偏盲，有的还有失语、眼球凝视麻痹。

（8）如果是小脑出血，则以枕部痛、眩晕、呕吐为早期症状，昏迷多见。病人眼球震颤明显，肢体共济失调等。

（9）如果是脑干出血，则一开始就见昏迷，瞳孔改变，对光反应迟钝，交叉瘫或四肢瘫痪，双侧面神经麻痹。有时有高热、呼吸不规则。

(10)如果是脑室出血,发病后头痛、呕吐,脑膜刺激呈阳性。重者昏迷,去大脑强直,四肢软瘫,高热,呼吸不规则,血压不稳,脉搏无力。

(五)蛛网膜下腔出血的特点

(1)多见于中青年人,病因以动脉瘤或脑血管畸形为主。

(2)常突然起病,出现剧烈头痛、呕吐,伴或不伴有意识障碍。

(3)检查时有脑膜刺激征,可有轻偏瘫和椎体束征。

(4)眼底检查可发现玻璃体下片状出血。

(5)脑脊液检查可见不凝均匀一致的血性脑脊液,压力增高。头颅CT检查可见脑池、蛛网膜下腔高密度出血征象。

(6)数字减影血管造影(DSA)、CTA、MRA检查可发现动脉瘤和血管畸形。

表1-8-3所示为出血性与缺血性脑血管意外的诊断鉴别。

表1-8-3 出血性与缺血性脑血管意外的诊断鉴别

诊断要点	脑出血	蜘网膜下腔出血	脑血栓形成	脑栓塞
年龄	多发生于40~60岁的人	中青年人多见	60岁以上的老年人多见	青年多见
过去史	高血压病史	先天性动脉瘤或脑血管畸形	高血压、冠心病、糖尿病、高脂血症	心脏病、心房纤颤、心肌病、心肌梗死
发病情况	常在活动中或情绪激动时发病。起病急,进展快	突然起病	多在睡眠或休息时发病,病情进展缓慢,渐加重	起病急,发病迅速,进展较快
意识	大多昏迷	可清醒、昏迷	大多清醒	清醒昏迷不一
神经系统	偏瘫或四肢瘫	可见瘫痪	偏瘫、失语	偏瘫

二 处理原则

对于急性脑血管意外,一般来说,必须住院治疗,但院前急救也不可忽视。抢救脑卒中的要点有:

原则上一旦怀疑是脑卒中,就应卧床休息。不要随意搬动病人,立即使用无线电进行医学咨询,并采取适当的抢救措施。当呼吸道阻塞时,应立即清理呼吸道;当出现呼吸骤停时,应立即做人工呼吸。

扩展知识

脑血管病的处理:

1.TIA:一是病因治疗;二是预防性治疗,如应用抗血小板聚集药物阿司匹林75~150 mg/天或氯吡格雷75 mg/天。发作频繁、心房纤颤和心瓣膜术后的可用华法林抗凝治疗,颈动脉或椎–基底动脉严重狭窄(>70%)药物治疗无效者可行血管内介入或动脉内膜切除术。

2.脑梗死:在综合治疗基础上,强调个体化分期分型治疗,早期康复训练。具体可选用脑保护剂胞二磷胆碱、脑活素、神经节苷、脂和亚低温等。改善循环,发病小于6 h,有溶栓适应证者可选用尿激酶或重组组织型纤溶酶原激活物(r–tPA);无溶栓适应证者可选用活血化瘀药,如丹参、三七、银杏叶、水蛭素等。使用抗血小板凝聚药物阿斯匹林、氯吡格雷和他汀类药物应用。大面积脑梗死有脑水肿颅压高者可选用20%甘露醇或呋噻米降颅压。

3.急性出血性脑血管疾病:要积极降颅压,一般用20%的甘露醇125~250 mL,快速静脉滴注,每6~8 h给药1次。伴有心力衰竭的,可使用呋噻米,并注意纠正水和电解质紊乱。当血压≥200/110 mmHg时,可适当降低血压。蛛网膜下腔出血,可用钙离子拮抗剂,如尼莫地平静脉滴注或口服21天防治血管痉挛,同时还要进行颅内压监测。

4.以上病人出现发热,可用冷敷,或使用醒脑静、安宫牛黄丸等。

5.上述病人病情稳定,可配合针灸、按摩、脑电生物反馈等康复治疗。

6.以上病情严重者均可外科手术治疗。

案 例

一男性患者,74岁,因右侧肢体无力就诊。有高血压病史10年。体检:血压170/100 mmHg,意识清醒,颈软,右侧肌力4级,右侧巴彬氏症(+)。头颅CT示:左侧壳核出血(见图1–8–6)。临床诊断:脑出血。治疗予甘露醇脱水、营养神经、对症等处理3周,右侧肌力恢复到5⁻级,复查头颅CT出血基本吸收,带药出院,门诊随访。

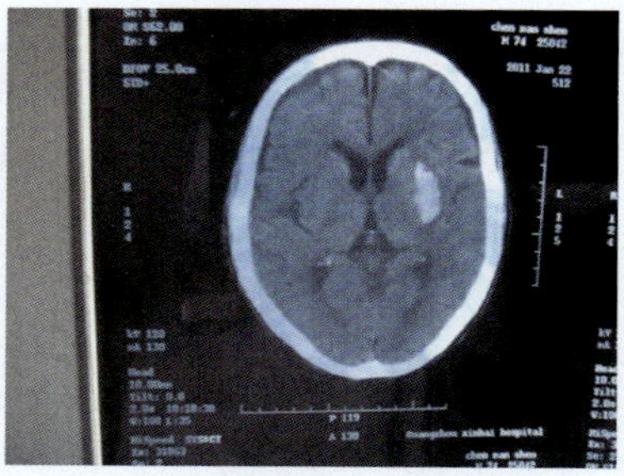

图1–8–6 头颅CT示:左侧壳核出血

思考题

1.脑血管意外最常见有哪几种类型?如何鉴别?

2.脑出血病人多发生什么情况?脑出血病人大多有高血压病,对否?

3.脑出血,头颅 CT 可见:①低密度灶;②高密度灶;③正常。

4.蛛网膜下腔出血最常见症状是:①头痛、呕吐;②瘫痪;③抽搐。

5.试述脑血管意外的治疗原则。

第九章 创伤

第一节 脊柱损伤

要点

脊柱损伤伤情多严重、复杂，易导致脊髓损伤。脊髓损伤导致截瘫，高位脊髓损伤甚至可导致伤员立即死亡。对脊柱损伤病人的救治必须掌握一定的救护知识及技巧，否则很可能因为第一线救护措施不当而造成损伤加重，甚至发生截瘫或死亡。

必备知识

一 脊柱损伤的临床表现和治疗诊断要点

(一)临床表现

颈椎损伤时，伤员自觉头颈部疼痛，不敢活动，常用两手扶住头部。胸椎、腰椎损伤时，伤员自觉受伤部位局部疼痛，腰背部肌肉痉挛，不能起立，翻身困难，感觉腰部软弱无力。如无其他损伤，伤员大多意识清楚，同时可发现骨折处肿胀，脊柱向后凸出畸形并有压痛。若合并有脊髓损伤，则在损伤部位以下出现肢体、躯干的感觉、运动等功能障碍。伤员不能感觉到损伤部位以下的疼痛，肢体无力或完全不能运动。

(二)诊断

检查脊柱时用手指从上到下逐个按压棘突，于中线处可发现局部肿胀及明显压痛。胸、腰段脊椎损伤时常有后突畸形。颈椎损伤时肿胀和后突畸形并不明显，但有明显压痛。

注意：不能用过度旋转和摆动的方法来检查颈椎损伤的伤员。

二 脊柱损伤的并发症的防治

脊柱损伤的并发症为外伤性截瘫，多是在发生脊柱骨折的同时损伤脊髓所致，但也有可能是由于急救或搬运时处理不当所致，应防止此类不当行为发生。

三 脊柱损伤的处理和搬运注意事项

单纯脊柱骨折应严格卧硬板床休息约8周。日常生活包括进食、大小便都应在床上进行，以防止骨折移位造成继发脊髓损伤。若疑有合并脊髓损伤时，应立即通过无线电通信联络，及时转送医院诊治。

急救和搬运不当可使脊髓损伤平面上升或由不完全损伤变为完全性脊髓损伤。搬动时病人要躺在硬板床上一起搬（见图1–9–1）。搬动中要观察呼吸道有否阻塞并及时排除，并检查呼吸、心率和血压等变化并予以纠正。

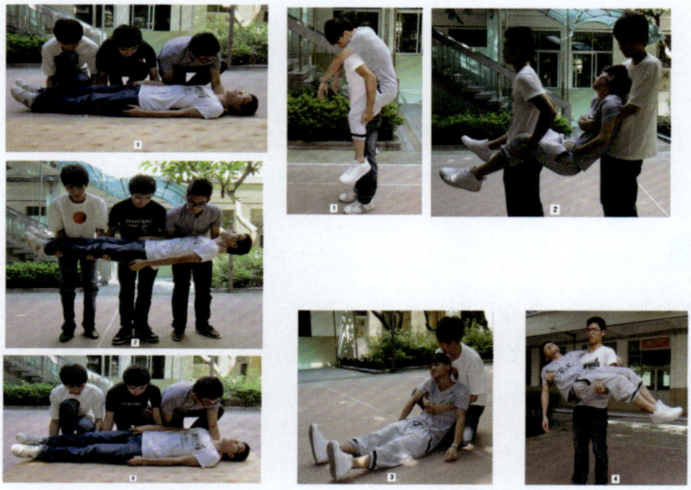

脊柱的正确搬运方法　　不正确的脊柱搬运方法

图1–9–1 脊柱骨折搬运

1.用木板或平板担架搬运。如用帆布担架，可使伤员俯卧。但颈部损伤以及有呼吸困难等，不可俯卧。

2.先使伤员两下肢伸直，两上肢也伸直放于身旁。木板放在伤员一侧，两至三人扶伤员躯干、骨盆、肢体使成一整体再平移至木板上。整个过程动作要协调统一、轻柔稳妥，保证伤员躯体平起平落，防止躯干扭转或屈曲。禁用搂抱或一人抬头、一人抬脚的方法。然后用沙袋放在伤员躯体两侧，或用布条分道将躯体和担架捆绑在一起，以防搬运途中躯体摆动。

3.对颈椎损伤的伤员，要由专人托住头部，并沿纵轴略加牵引，与躯干一致姿势下搬动。或由伤员自己双手托住头部，缓慢搬移。严禁随便强行搬动头部。躺到木板上后，用纱袋或折好的衣物放在颈的两侧加以固定。

思考题

1.脊椎损伤可造成哪部分功能障碍？

2.试述脊椎损伤的正确搬运方法。

第二节 骨折

要点

外伤可使正常骨质发生骨折。根据受伤后局部疼痛、肿胀、功能障碍等临床表现以及畸形、骨擦感、反常活动可做出骨折的初步诊断。骨折的一般处理是就地包扎、止血和固定。注意防止并发症的发生,加重损伤。要及时发现和处理危及生命的合并伤。

必备知识

一 骨折的类型和临床表现

(一)骨折的类型

根据骨折处皮肤、黏膜是否完整,骨折端是否与外界相通,可分为闭合性骨折和开放性骨折。骨折处皮肤或黏膜完整骨折端不与外界相通为闭合性骨折(见图1-9-2),骨折处皮肤或黏膜破裂、骨折端与外界相通为开放性骨折(见图1-9-3)。

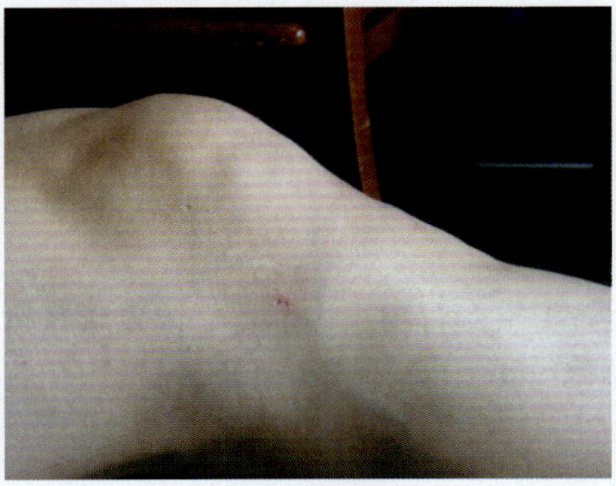
图1-9-2 闭合性骨折

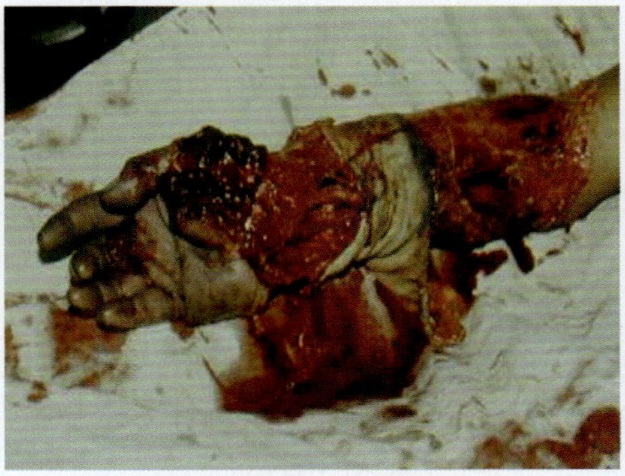
图1-9-3 开放性骨折

(二)骨折的临床表现

大多数骨折只引起局部症状,严重骨折和多发性骨折可致全身反应。

1. 全身表现

(1)休克

骨折所致休克的主要原因是失血(见图1-9-4),尤其是盆骨骨折、股骨多发性骨折容易发生,若同时伴有内脏实质器官的损伤,则休克的发生率更高,病情更严重。骨折引起的疼痛可诱发或加剧休克。

(2)发热

骨折后体温一般正常,血肿吸收期可出现低热。开放性骨折伴感染可出现高热。

2. 局部表现

(1)一般表现

表现为局部疼痛、肿胀、瘀斑和肢体功能障碍。

(2)骨折特有体征

表现为畸形、异常活动、骨擦音或骨擦感。

①畸形：骨折段移位可使患肢外形发生改变，主要表现为缩短、成角或旋转畸形。

②异常活动：正常情况下肢体不能活动的部位，骨折后出现不正常的活动。

③骨擦音或骨擦感：骨折后，两骨折端相互摩擦时，可产生骨擦音或骨擦感。

三种骨折特有体征只要出现一种即可诊断骨折。

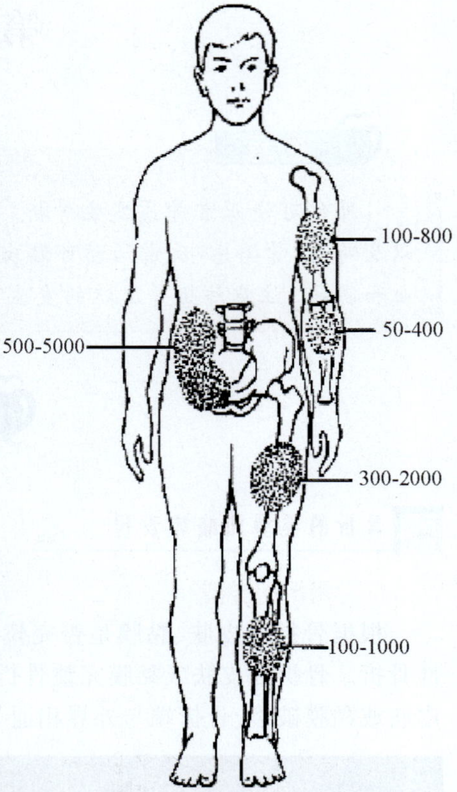

图1-9-4 各部位骨折出血量(mL)

二 常见骨折的现场处理原则

骨折的现场急救除了注意骨折的处理外，更重要的是及时发现和处理危及生命的合并伤，用简单而有效的方法抢救生命，临时包扎固定并迅速转送到医院。

(一)一般处理

原则是就地包扎伤口、止血和固定骨折。首先抢救生命，心脏骤停、窒息、大出血、休克及开放性气胸等，应有针对性地进行急救。控制出血，输血输液，尽量减少病人的搬动。保持呼吸道通畅并准备迅速地转移病人。

(二)伤口的处理

开放性骨折伤口的出血可用加压包扎止血。大血管出血时用止血带止血或血管钳钳夹止血。伤口用无菌敷料或清洁布类包扎。骨折断端戳出伤口者，不允许立即复位，以免将污物带到伤口深处。

(三)骨折的临时固定

凡疑有骨折者，均应按骨折处理，特别注意骨折断端损伤血管和神经。固定的材料有特制的夹板、木板、木棍、树枝等，上肢骨折时可将患肢固定于胸部，下肢骨折时将患肢与健肢捆绑固定。

(四)及时转运

应迅速平稳。脊柱骨折须平卧硬板，不宜用普通担架，特别是颈椎骨折要固定好头颈部。

三 骨折患者的转运注意事项

(1)转运骨折患者时，要根据患者的具体情况，选择合适的搬运方法和工具。对脊柱、盆骨骨折的患者要选择平整的硬板或担架。途中尽量减少震动，以免增加患者的痛苦和进一步的损伤。

(2)固定骨折为转运中最重要的一环。转运时要固定骨折处。注意观察肢体的颜色、温度、感觉、肿胀程度及活动功能。如肢体发紫、温度发凉,皮肤感觉迟钝或消失,肿胀明显,活动不能,说明固定过紧,应将固定夹板横带放松。

(3)密切观察患者的病情。注意神志、呼吸、面色、脉搏的变化情况。在必要时作急救处理。

扩展知识

四肢骨折的各种固定方法

(一)上臂骨折(肱骨干骨折)

屈肘90度,用两块有垫夹板固定。一块放在内侧,另一块放在外侧。注意:夹板上、下端应超过骨折处(即压痛最明显、存在异常活动处),用绷带固定,前臂悬吊于胸前(图1-9-5)。如果无夹板,则临时将上臂与胸壁捆绑固定。

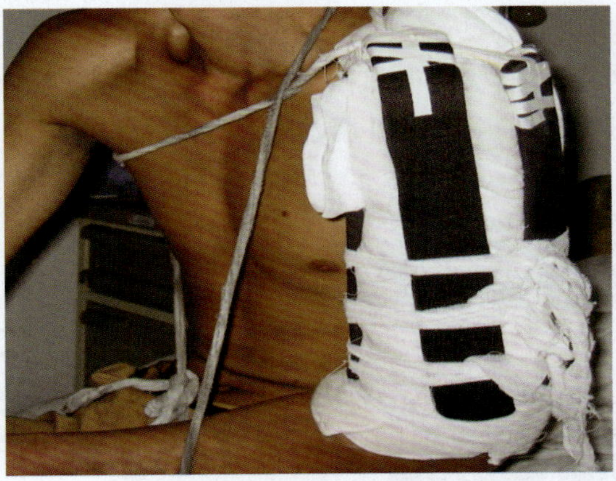

图1-9-5 上臂骨折夹板固定

(二)前臂骨折

用两块有垫夹板在掌、背侧固定前臂,或用杂志卷成圆筒状包绕前臂,用绷带或绳子绑好固定后,屈曲肘关节并用三角巾悬吊于胸前(见图1-9-6)。

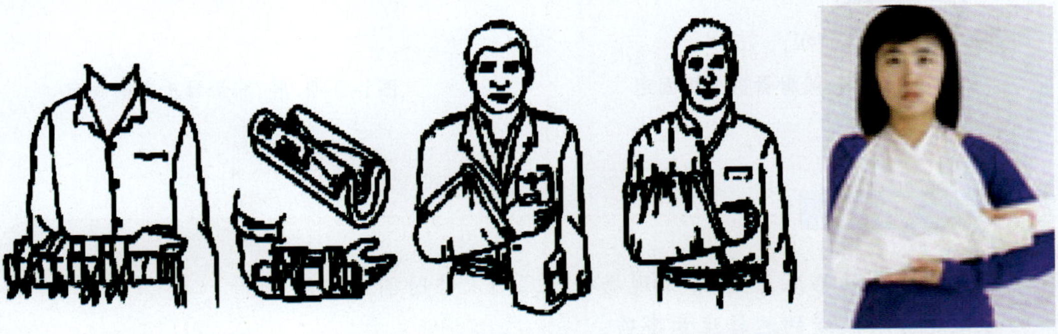

(a)夹板 (b)杂志 (c)外衣悬吊 (d)衬衫悬吊 (e)三角巾悬吊

图1-9-6 前臂骨折夹板固定

(三)手、腕部骨折

用手握纱布棉花团或绷带卷,然后用有垫夹板固定手及前臂,并用三角巾悬吊于胸前(见图1-9-7)。

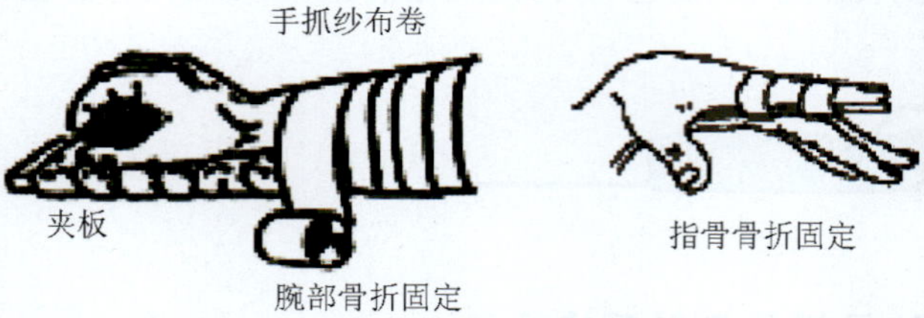

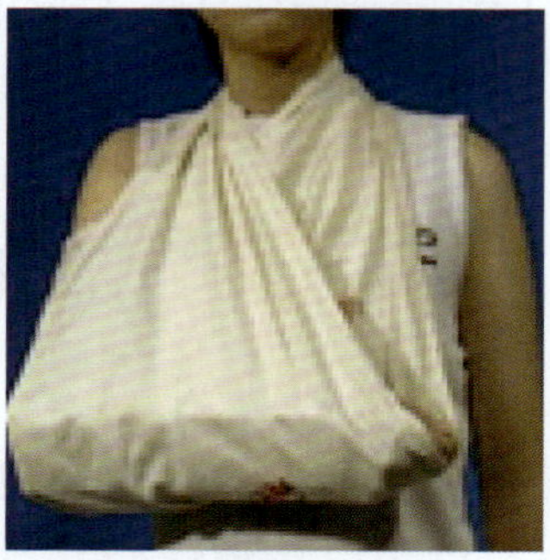

图1-9-7 手部骨折夹板固定

(四)股骨骨折

用有垫长夹板置于下肢及股外侧,下起足跟部,上达大腿根部。另一有垫短夹板置于大腿内侧,用布带或绷带绕躯干包扎。如无夹板,也可将两下肢并拢捆住(见图1-9-8)。

(五)胫、腓骨骨折及踝部骨折

用有垫长夹板一或两块,上自大腿下部,下至足跟部,包扎固定。亦可先用折叠的床单及毯子自大腿下端到足部加以包裹,然后外用木板固定(见图1-9-9)。

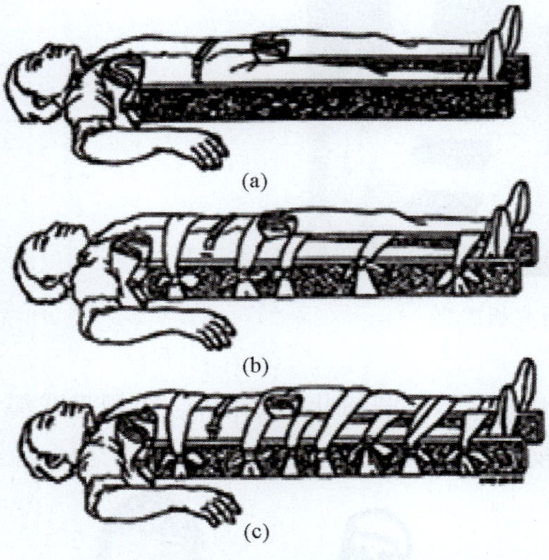

图1-9-8 股骨骨折夹板固定

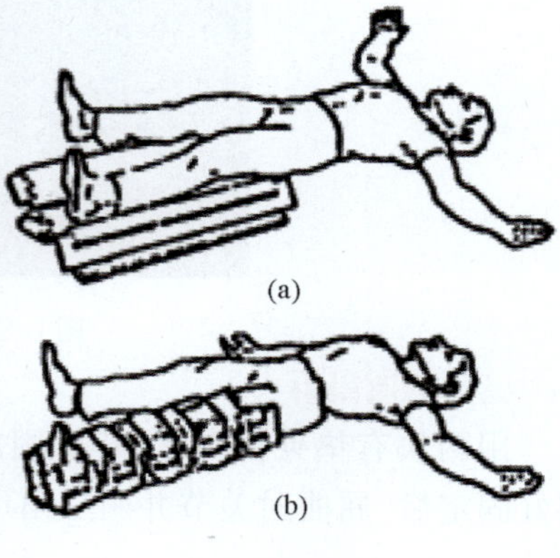

图1-9-9 胫、腓骨骨折夹板固定

思考题

1.试述骨折的临床表现、骨折现场处理原则及临时固定方法。

2.试述骨折患者的运转注意事项。

第三节 关节脱位

要点

关节的相互关系发生变化，失去正常的活动功能称为脱位。关节脱位时局部疼痛、畸形、活动障碍，一般不难诊断。关节脱位后必须手法复位，越早越容易、效果越好。无法复位者，须及时通过无线电通信联络，联系转送医院治疗。

必备知识

一 关节脱位的定义和分类

关节的相互关系发生变化，失去正常的活动功能称为脱位。根据脱位的程度不同，可分为半脱位和完全脱位；根据脱位的时间分为新鲜性和陈旧性脱位(脱位3~4周未复位)；根据关节腔是否与外界相通又分为开放性脱位和闭合性脱位。

二 关节脱位的临床表现和诊断

(一)临床表现

1.疼痛。

2.肿胀和皮下瘀血。

3.功能障碍：关节失去正常的活动功能。

4.关节脱位特有体征：畸形、关节内空虚、弹性固定。由于关节脱位，可造成伤侧肢体各种各样的畸形，与对侧关节进行比较即可发现 。

(二)诊断

关节脱位时局部疼痛、关节功能障碍、关节畸形，一般不难诊断。

三 各种脱位的复位方法

复位要越早越好，早期复位容易、效果好，有时甚至不需要麻醉。复位后需将肢体固定在关节不宜脱位的位置，根据脱位关节的不同，一般固定时间为1~4周不等。不能早期手法复位者，须及时通过无线电通信联络，联系转送医院治疗。

(一)肩关节脱位复位方法(手牵足蹬复位法)

伤员仰卧，术者用足抵住患侧腋窝，双手握住伤肢腕部，逐渐向下牵拉，同时以足为支点，边牵拉边内收伤肢即可复位。复位后将肘关节屈曲悬吊于胸前，3-4周后逐渐练习肩关节活动。

(二)肘关节脱位

以后脱位多见。患者坐位或仰卧位。二手术者一人双手握住患肢上臂,另一术者握住患肢腕部相互对抗牵拉，同时逐渐屈曲肘关节即可复位。复位后屈曲肘关节90度悬吊胸前,3周后逐渐练习肘关节伸屈活动。

思考题

1.试述关节脱位的临床表现。

2.试述肘关节脱位的复位方法。

第四节　软组织损伤

要点

各种暴力导致局部皮肤、皮下组织、肌肉、肌腱、韧带等周围软组织损伤,从而引起受伤局部各种不适及相邻关节的功能障碍。不同种类损伤所造成的后果不同,处理方法也不尽相同。

必备知识

(一)软组织损伤的定义和分类

各种急性或慢性的直接或间接暴力导致局部皮肤、皮下组织、肌肉、肌腱、韧带等周围软组织损伤称为软组织损伤。可分为闭合性软组织损伤和开放性软组织损伤。

1. 闭合性软组织损伤

(1)挫伤

钝性暴力引起的皮下组织损伤。表现为瘀血、青紫、肿胀或血肿。

(2)扭伤

关节周围韧带损伤。轻者韧带部分撕裂,重者韧带完全断裂。表现为关节局部肿胀、皮肤青紫、关节活动障碍等。

(3)肌肉和肌腱断裂

表现为断裂处疼痛、压痛、肿胀,受伤肌肉暂时或永久性功能丧失。

(4)挤压伤

富有肌肉的肢体或躯干受长时间遭重物挤压导致广泛的组织破坏,损伤极为严重。易并发休克和急性肾功能衰竭,如不及时抢救可危及生命。表现为受伤组织进行性肿胀,皮肤紧张。

2. 开放性软组织损伤

(1)擦伤

皮肤表层的损伤。

(2)撕裂伤

钝器打击致使皮肤及皮下组织裂开。

(3)刀割伤

由锐利的刀刃、玻璃等所造成的损伤。

(4)刺伤

细长的锐器所致的损伤。

(5)撕脱伤

发辫或衣袖被突然卷入高速旋转的机器中,使大片头皮、皮肤、肌腱从深层组织撕脱下来。

(二)急、慢性软组织损伤的特点

急性软组织损伤是由于受到急性的暴力所致,故表现为急性症状,如局部肿胀、瘀血、皮肤瘀斑,疼痛较剧烈;慢性软组织损伤多为肌肉肌腱受到慢性间接暴力反复作用所引起,故多表现为慢性疼痛,反复发作,迁延不愈。

(三)开放性软组织损伤的急救方法

所有的伤口和创面均需清洁和消毒,尽量消除脏物。然后根据具体情况施行各种手术处理,如清创、缝合、骨折固定、植皮等。这种手术处理是预防感染等并发症和保障伤口愈合的关键性措施。

1. 擦伤

擦伤是外力沿与身体表面近乎平行的方向擦过皮肤而造成皮肤表层的损伤。受伤皮肤的表面有少量小的出血点和擦痕,一般损伤较轻。

治疗:用肥皂水和生理盐水将伤口周围皮肤洗净,涂以红汞酊即可。头部的擦伤,在清洗皮肤前应剪去伤口周围的毛发,再用生理盐水冲洗伤口,创面常很快结痂,数天后脱痂愈合。

2. 撕裂伤

撕裂伤系由钝器打击致使皮肤及皮下组织裂开,容易发生坏死或感染。

治疗:应先采用压迫法止血。新鲜伤口应争取于伤后12~24 h进行清创缝合。如伤口小或无条件缝合,可清洗、消毒伤口后用干净纱布包扎,每日换药让伤口自行愈合。皮肤有缺损时,可先用无菌纱布覆盖伤口每日换药,小缺损可自行愈合;大缺损有条件时尽早送医院施行手术。

3. 刀割伤

刀割伤是由锐利的刀刃、玻璃或竹片等所造成的损伤。可造成周围神经、血管和肌腱的破损和断裂。

治疗:伤口小且污染轻微者,可经皮肤消毒和伤口清洁后行一期缝合;如伤口较大且深,有血管、神经等组织损伤可能,污染又重的,应在伤后8~12 h内进行清创缝合。

4. 刺伤

刺伤是由细长的锐器如针、刺刀、木刺等所致的损伤，可造成深部组织的损伤。如损伤了大血管及重要脏器时，可危及生命。致伤物常可折断而造成异物的残留。

治疗：应判断是否存在深部大血管或脏器组织的损伤，应及时控制出血和纠正休克。如无脏器组织的损伤，也应尽早地进行清创术，用3%过氧化氢（双氧水）反复冲洗伤口，扩大伤口的外部，取尽残留的异物，并充分地进行引流，以利伤口的尽早愈合。

5. 撕脱伤

撕脱伤是指发辫或衣袖等突然被卷入高速旋转的机器中，使大片头皮或手足的皮肤、肌腱从深层组织撕脱下来。此类损伤极为严重，多伴有广泛的出血，并常出现休克。

治疗：急救时应抗休克，进行创口包扎，并将撕脱的皮肤包好冷藏，速送医院进一步处理。

思考题

1.试述急、慢性软组织损伤的特点。
2.试述开放性软组织损伤的急救方法。

第十章 环境及理化因素损伤

第一节 溺 水

要点

溺水又称淹溺。人浸没于水或其他液体后，液体充塞呼吸道及肺泡或反射性引起喉痉挛发生窒息和缺氧，处于临床死亡[呼吸和(或)心搏停止]状态称为淹溺。浸没后暂时性窒息，尚有大动脉搏动，经处理后至少存活24 h或浸没后经紧急心肺复苏存活者称近乎淹溺。

必备知识

一 溺水的分类

根据浸没的介质不同，分为淡水淹溺和海水淹溺。人体溺水吸入淡水或海水后，尽管血容量、血电解质浓度和心血管功能变化不同，但都可引起肺顺应性降低、肺水肿、肺内分流、低氧血症和混合性酸中毒。发生严重脑缺氧者，还可促使神经源性肺水肿发生。大多数淹溺者猝死的原因是严重心律失常。冰水淹没迅速致死原因常为寒冷刺激迷走神经，引起心动过缓或心搏停止和神志丧失。

二 溺水的临床表现

淹溺患者出现神志丧失、呼吸停止或大动脉搏动消失，处于临床死亡状态。近乎淹溺患者临床表现个体差异较大，与溺水持续时间长短、吸入水量多少、吸入介质的性质和器官损伤严重程度有关。

(一)症状

近乎淹溺者可有头痛或视觉障碍、剧烈咳嗽、胸痛、呼吸困难和咯粉红色泡沫样痰。溺入海水者,口渴感明显,最初数小时可有寒战和发热。

(二)体征

淹溺者口腔和鼻腔内充满泡沫或泥污,皮肤发绀,颜面肿胀,球结膜充血和肌张力增加;精神和神志状态改变包括烦躁不安、抽搐、昏睡和昏迷;呼吸表浅、急促或停止,肺部可闻及干、湿啰音;心律失常、心音微弱或心搏停止;腹部膨隆;四肢厥冷。跳水或潜水发生淹溺者可伴有头部或颈椎损伤。

三 溺水急救措施

(一)尽快将溺水者从水中救出

当发生溺水时,不熟悉水性时可采取自救法:除呼救外,取仰卧位,头部向后,使鼻部可露出水面呼吸。呼气要浅,吸气要深。因为深吸气时,人体比重降到0.967,比水略轻,可浮出水面(呼气时人体比重为1.057,比水略重),此时千万不要慌张,不要将手臂上举胡乱扑动而使身体下沉更快。会游泳者,如果发生小腿抽筋,要保持镇静,采取仰泳位,用手将抽筋腿的脚趾向背侧弯曲,可使痉挛松解,然后慢慢游向岸边。救护溺水者,应迅速游到溺水者附近,观察清楚位置,从其后方出手救援;或投入木板、救生圈、长杆等,让落水者攀扶上岸。

(二)出水后的现场救护

救起的溺水者,首先要判定:是否有呼吸;是否有心跳;神志清楚还是意识丧失;是否有严重体温过低;头部、颈及腰椎有无外伤。

首先清理溺水者口鼻内污水、污物、分泌物及其他异物,有假牙者取下假牙,然后进行控水处理。救护人员单腿屈膝,让溺水者俯卧于救护者的大腿上,借体位使溺水者体内水由气管、口腔中排出(见图1-10-1),切忌因倒水过久而影响呼吸和心脏复苏;亦可采用肩背倒立倒水法(见图1-10-2)或采取头低俯卧位行体位引流,拍打背部促使气管内液体排出,保持气道通畅。有些农村将溺水者俯卧横担在牛背上,头脚下悬,赶牛行走,这样既控水又起到人工呼吸作用。如果溺水者呼吸、心跳已停止,立即进行口对口人工呼吸,同时进行胸外心脏按压。复苏期间常会发生呕吐,注意防止呕吐物误吸。在患者转送过程中,也不应停止心肺复苏。药物:在人工呼吸同时,可肌肉注射呼吸兴奋剂洛贝林3~10 mg。

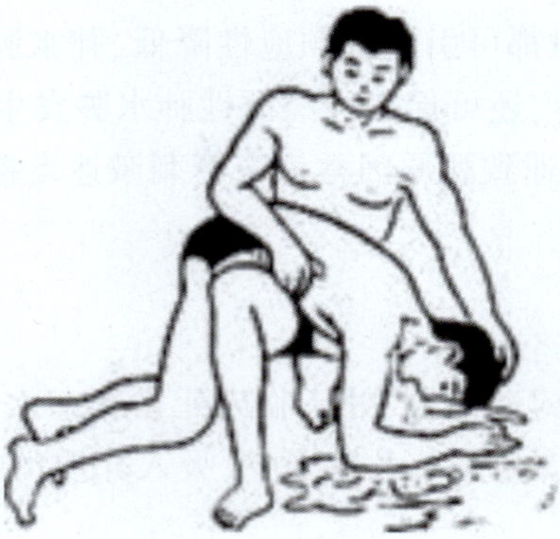

图1-10-1 屈膝倒水法

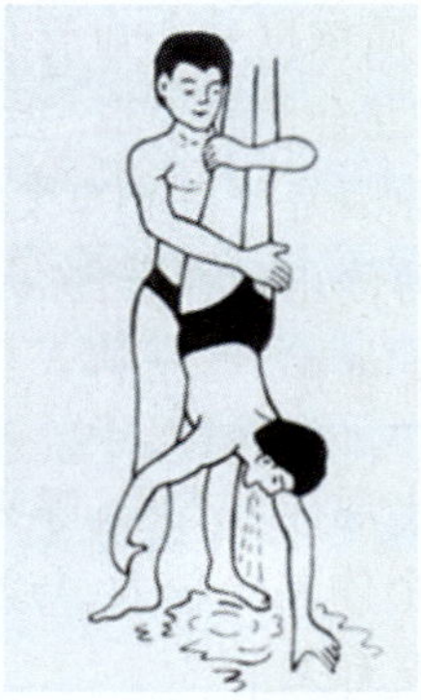

图1-10-2 背倒立倒水法

(三)复苏后护理

(1)保暖:用毛毯或棉被包裹身体。

(2)神志不清,多翻身,头偏向一侧,保持呼吸道通畅。

(3)清醒后给予少量热饮料口服。

四 溺水伤员后续的生命支持

(一)供氧

吸入高浓度氧或高压氧治疗,根据病情可采用机械通气。

(二)补充血容量,维持水、电解质和酸碱平衡

淡水淹溺时,由于血液稀释,如血压基本稳定,应适当限制入水量,及时应用脱水剂(甘露醇、呋塞米、白蛋白等)以减少血容量,减轻心脏负荷,防止肺水肿和脑水肿;血压不能维持又急需脱水者,可输3%氯化钠溶液或全血、浓缩血浆或白蛋白等纠正血液稀释。海水淹溺时,由于大量体液渗入肺组织,血容量偏低,需及时补充液体,可用葡萄糖液、低分子右旋糖酐、血浆,严格控制氯化钠溶液;注意纠正高钾血症及酸中毒。

(三)复温

体温过低者,可采用体外或体内复温措施。

(四)脑复苏

有颅内压升高者,应用呼吸机增加通气,使$PaCO_2$保持在25~30 mmHg。同时,静脉输注甘露醇降低颅内压,缓解脑水肿。

(五)处理并发症

对合并惊厥、低血压、心律失常、肺水肿、ARDS、应激性溃疡伴出血、电解质和酸碱平衡失常者进行相应处理。

扩展知识

1.对从事水上作业者,应进行严格健康检查。

2.有慢性或潜在疾病者,不宜从事水上工作或运动。

3.由于酒精会损害判断能力和自我保护能力,下水作业前不要饮酒。

4.经常进行游泳、水上自救互救知识和技能训练;水上作业者应备有救生器材。

5.避免在情况复杂的自然水域游泳,或在浅水区潜泳、跳水。

6.下水前要做好充分的准备活动。在水温较低的水域游泳易引起腿脚抽搐,促发淹溺。

思考题

1.在抢救溺水者时,切忌因什么过久而影响呼吸和心脏复苏?

2.简述对溺水者的急救措施。

3.溺水复苏后护理需注意什么?

第二节 体温过低(冻僵)

要点

冻僵又称意外低体温，是指处在寒冷环境(-5 ℃以下)中机体中心体温小于35 ℃并伴有神经和心血管系统损害为主要表现的全身性疾病，通常暴露在寒冷环境后6 h内发病。

必备知识

一 病因

冻僵常见于以下三种情况：

①长时间暴露于寒冷环境又无充分保暖措施和热能供给不足时发生；

②年老、体衰、慢性疾病和严重营养不良患者在低室温下也易发生；

③意外冷水或冰水淹溺者。

二 临床表现

体温32~35 ℃，患者表现为疲乏、健忘和多尿，肌肉震颤，血压升高，心率和呼吸加快，逐渐出现不完全性肠梗阻。体温28~32 ℃，患者表情淡漠、精神错乱、语言障碍、行为异常、运动失调或昏睡、心电图异常。体温在30 ℃时，寒战停止、神志丧失、瞳孔扩大和心动过缓。体温<28 ℃，患者出现少尿、瞳孔对光反应消失、呼吸减慢和心室颤动。体温降至24 ℃时，出现僵死样面容。体温≤20 ℃时，皮肤苍白或青紫，心搏和呼吸停止，瞳孔固定散大，四肢肌肉和关节僵硬。

三 诊断

根据长期寒冷环境暴露史和临床表现不难诊断，中心体温测定可证实诊断。中心体温测定有两个部位：①直肠测温：应将温度计探极插入15 cm深处测定体温；②食管测温：将温度计探极放置喉下24 cm深处测取体温。

四 治疗

积极采取急救复苏和支持措施，防止体热进一步地丢失，采取安全有效的复温措施和预防并发症。

(一)现场处理

迅速将患者移至温暖环境，立即脱去患者湿的衣服，用毛毯或厚棉被包裹患者身体

(见图1-10-3、图1-10-4)。搬动时要谨慎,以防发生骨折。

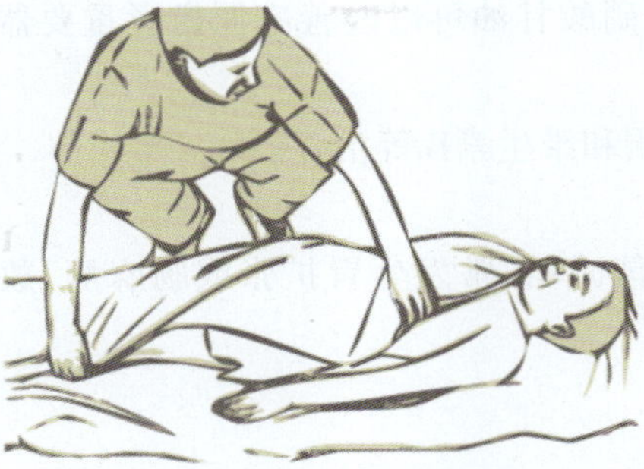

图1-10-3 包裹患者

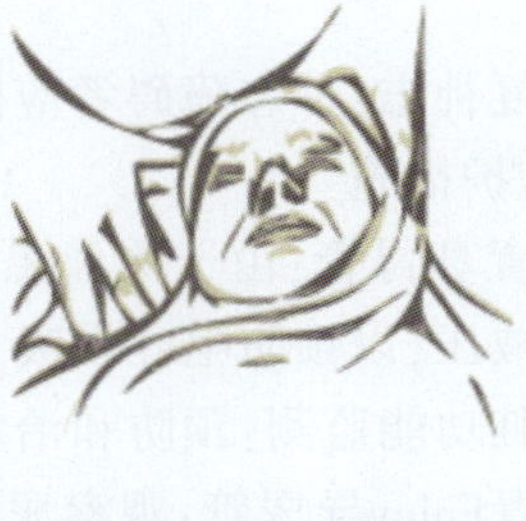

图1-10-4 包裹患者

(二)院内处理

1. 急救处理

在未获得确切死亡证据前,必须积极进行复苏抢救。对于反应迟钝或昏迷者,保持气道通畅,进行气管内插管或气管切开,吸入加热的湿化氧气。对于休克患者,在复温前,首先恢复有效循环容量。发生心室颤动者,立即给予电除颤(200~300 J)。

2. 复温技术

根据病人情况,选择适当复温速度,通常复温速度为0.3~2 ℃/h。对于老年人或心脏病患者,复温时应慎重。

(1)被动复温

即通过机体产热自动复温,适用于轻度冻僵患者。将患者置于温暖环境中,用较厚的棉毯或棉被覆盖或包裹患者复温,复温速度为0.3~2 ℃/h。

(2)主动复温

即将外源性热传递给患者,适用于:①中心体温<32 ℃;②心血管功能不稳定;③高龄老人;④中枢神经系统功能障碍;⑤内分泌功能低下;⑥疑有继发性低体温。

1)主动体外复温

直接通过体表升温的方法,用于既往体健的急性低体温者。应用电热毯、热水袋或40~42 ℃温水浴升温等,复温速度为1~2 ℃/h。主动体外复温时应将复温热源置于胸部,肢体升温可增加心脏负荷。

2)主动体内复温

通过静脉输注加热(40~42 ℃)液体或吸入加热(40~45 ℃)湿化氧气,或应用40~45 ℃灌洗液进行胃、直肠、腹膜腔或胸腔灌洗升温,复温速度为0.5~1 ℃/h。也可经体外循环快速复温,复温速度为10 ℃/h。

心脏呼吸停止者,如果体温升至28 ℃以上仍无脉搏,应进行心肺复苏及相应药物治疗。体温升至36 ℃时,经各种复苏措施仍无效者,可中止复苏。

3. 支持和监护措施

(1)支持措施

①补充循环容量和热能:静脉输注生理盐水或5%葡萄糖生理盐水溶液恢复血容量,液体输注总量为20 mL/kg。通常不用乳酸林格液静脉输注,因为低温患者的肝脏不能有效代

谢乳酸。同时，要注意补充热能。

②维持血压：早期维持平均动脉压≥60 mmHg。如果补充容量和复温后血压无变化，静脉输注多巴胺2~5μg/(kg·min)。输注小剂量硝酸甘油可以改善冻僵患者重要器官的血液灌注。

③恢复神志：神志障碍者应同时给予纳洛酮和维生素B_1等治疗。

(2)监护措施

①放置鼻胃管：由于冻僵患者胃肠运动功能减弱，常发生胃扩张或肠麻痹，放置鼻胃管行胃肠减压，以预防呕吐误吸。

②心脏功能监测：预防和治疗心律失常。

③放置Foley导尿管：观察尿量，监测肾功能。

4. 并发症治疗

低体温持续时间较长时，常发生非心源性肺水肿、应激性溃疡、胰腺坏死、心肌梗死、脑血管意外和深部静脉血栓形成等并发症。冻僵患者，常会发生肺不张、吸入性肺炎和复温后肺水肿。出现上述并发症应进行相应处理。

扩展知识

1.深度的冻僵常不易与死亡鉴别，故决不可轻易放弃抢救时机。

2.受冻的肢体应稍抬高，以利水肿早消。对受冻肢体的后遗症，如肌肉痉挛、关节强直等，应尽早采用热敷、理疗、按摩等疗法，并结合自动与被动运动锻炼，促进肢体功能康复。

3.对全身冻僵病人，经急救或急救无效时，应迅速送医院救治。在运送途中，要始终注意给病人保暖。

思考题

1.什么是冻僵？起初的临床表现是什么？

2.冻僵一旦发生，如不及时救治，常会危及生命，对吗？

3.体温过低患者禁饮酒精饮料对吗？为什么？

第三节 冻 伤

要点

冻伤是在一定条件下由于寒冷作用于人体，引起局部的乃至全身的损伤。损伤程度与寒冷的强度、风速、湿度、受冻时间以及局部和全身的状态有直接关系。临床上通常所说的冻伤，即指局部损伤。

局部损伤多发生于身体暴露部位，如足、手、耳和面部等，尤以足部多见，据统计约占冻伤总数的半数以上。

必备知识

一 临床表现

局部冻伤的临床表现可分为反应前期（前驱期）、反应期（炎症期）和反应后期（恢复期）。

（一）反应前期

指冻伤后至复温融化前的一个阶段，主要临床表现有受冻部位冰凉、苍白、坚硬，感觉麻木或丧失。由于局部处于冻结状态，其损伤范围和程度往往难以判定。

（二）反应期

包括复温融化和复温融化后的阶段。冻伤损伤范围和程度，随复温后逐渐明显。

损伤在表皮层时，局部皮肤发红、肿胀，主要症状是刺痛、灼痛，一般能在短期内（约1周）痊愈。损伤达真皮层时，有局部充血和水肿，复温后12~24 h出现浆液性水疱。疱液多为橙黄色，透明，疱底呈鲜红色，局部疼痛较剧，但感觉迟钝，对针刺、冷、热感觉消失。干性坏死出现分界线的时间，一般需要1~2个月。从坏死组织的完全脱落到健康肉芽的出现和上皮形成，往往需要2~3个月以上的时间。

（三）反应后期

指表皮层、真皮层冻伤愈合和皮肤全层冻伤坏死组织脱落后，肉芽创面形成的阶段。此期可出现：①冻伤皮肤局部发冷，感觉减退或敏感；②对冷敏感，寒冷季节皮肤出现苍白或青紫；③痛觉敏感、肢体不能吃重等。

二 急救与治疗

（一）急救和治疗原则

①迅速脱离寒冷环境；

②抓紧时间尽早快速复温；

③局部涂敷冻伤膏；

④改善局部微循环；

⑤抗休克、抗感染和保暖；

⑥内服活血化瘀等类药物；

⑦真皮层、皮肤全层冻伤未能分清者按皮肤全层冻伤治疗；

⑧冻伤的手术处理，应尽量减少伤残，最大限度地保留尚有存活能力的肢体功能。

（二）快速复温

尽快使伤员脱离寒冷环境后，如有条件，应立即用温水快速复温，复温后在充分保暖的条件下送医。如无快速复温条件，应尽早后送，送医途中应注意保暖，防止外伤。到达医疗单位后应立即用温水快速复温。

具体方法：将冻肢浸泡于42 ℃（不宜过高，<44 ℃）温水中，至冻区皮肤转红，尤其是指（趾）甲床潮红，组织变软为止，时间不宜过长（见图1-10-5）。对于面部冻伤，可用42 ℃的温水浸湿毛巾，进行局部热敷。在无温水的条件下，可将冻肢立即置于自身或救护者的温暖体部，如腋下、腹部或胸部、双手间等部位，以达复温的目的（见图1-10-6）。救治时严禁火烤、雪搓、冷水浸泡或猛力捶打患部。待患者情况稳定后，可饮用适用温水（图1-10-7）。

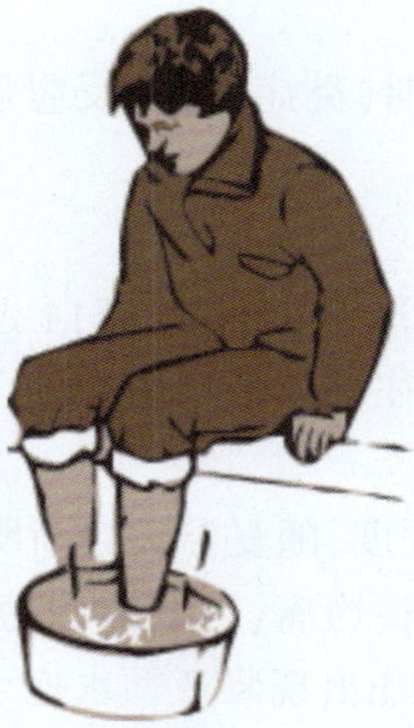
图1-10-5 用温水浸泡冻伤部位

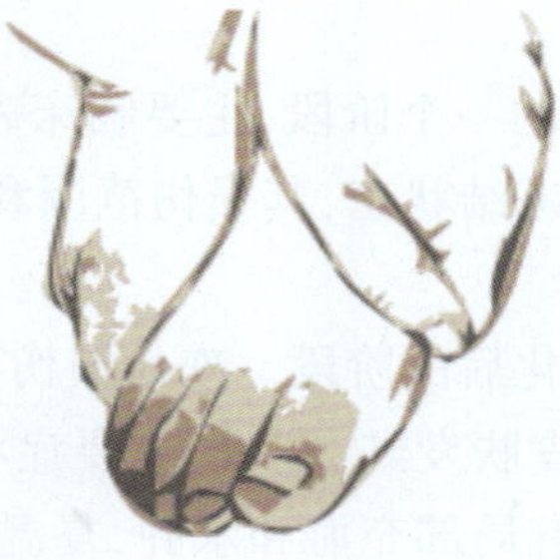
图1-10-6 利用体温复温伤部

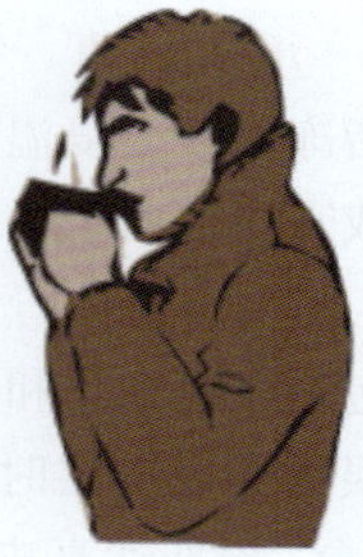
图1-10-7 饮用温水

（三）改善局部微循环

皮肤全层冻伤初期可应用低分子右旋醣酐静脉点滴，逐日给药500~1 000 mL，维持7~10天，以降低血液黏稠度，改善微循环。必要时也可采用抗凝剂（如肝素）或血管扩张剂（罂粟碱、苄胺唑啉等）。

（四）局部处理

复温后用温水清洁伤处（见图1-10-8）、干燥伤处（见图1-10-9）、多垫几个软垫并包扎患处（见图1-10-10）。

（1）局部用药：复温后局部立即涂敷冻伤外用药膏，可适当涂厚些，指（趾）间均需涂敷，并以无菌敷料包扎，每日换药1~2次，面积小的表皮层、真皮层冻伤可不包扎，但应注意保暖。

可供使用的冻伤膏有呋喃西林霜剂、呋喃西林-考地松霜剂、呋喃西林-右旋醣酐霜剂等。

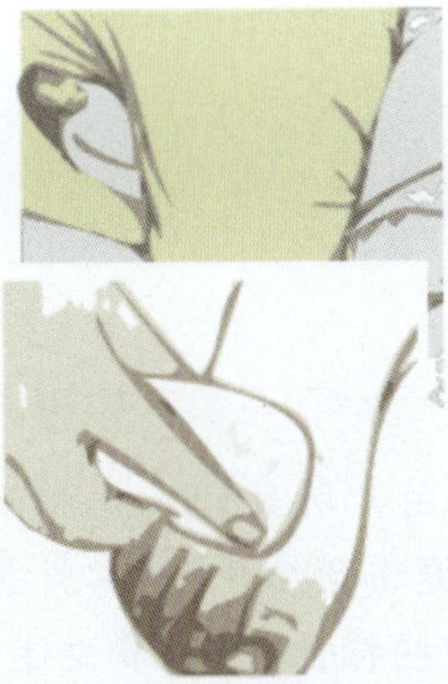

图1-10-8 用温水清洁伤处

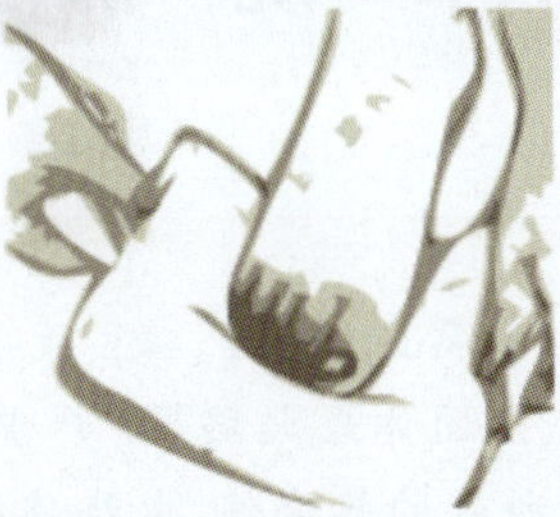

图1-10-9 干燥伤处

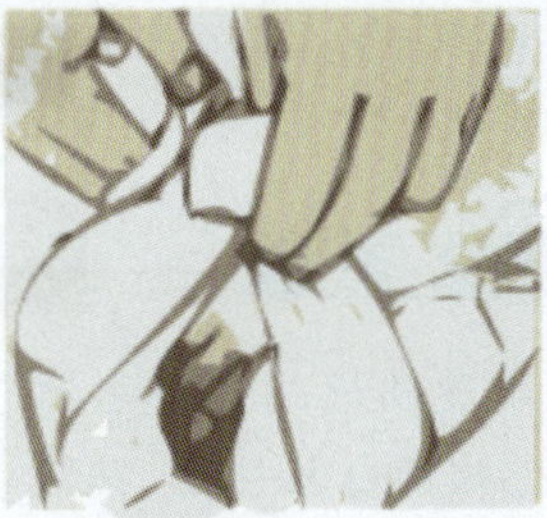

图1-10-10 多垫几个软垫并包扎患处

(2)水疱的处理:应在无菌条件下抽出水疱液,如果水疱较大,也可低位切口引流。

(3)感染创面和坏死痂皮的处理:感染创面应及时引流,防止痂下积脓,对坏死痂皮应及时蚕食脱痂。

(4)冻伤的手术处理:根据患者病情转送医院作相应处理。

(五)中医中药治疗

应着重温经通络、活血化瘀。

(六)预防感染

严重冻伤应口服或注射抗菌素;常规进行破伤风预防注射。

扩展知识

在寒冷条件下工作的人员应注意防寒、防湿。衣着宜保暖不透风,保持干燥,减少体表外露,外露部位适当涂抹油脂;寒冷环境下应避免久站或静止不动。进入高寒地区工作的人员,平时应进行适应性训练,提供高热量饮食,酒后不宜野外工作。

思考题

1.什么是冻伤?

2.冻伤的急救和治疗原则。

3.冻伤后快速复温的具体方法。

第四节 烧 伤

要点

烧烫伤泛指各种热源、光电、化学腐蚀剂(酸、碱)、放射线等因素所致的人体组织损伤。热源包括热水、热液、热蒸汽、热固体或火焰等。严重的烧烫伤预后严重,需紧急救治。本节所述烧烫伤主要指高温所致的热烧伤,电烧伤因有某些特性,将另节论述。

必备知识

一 临床特点

烧伤的组织可能坏死,体液渗出引起组织水肿。小面积浅度烧伤时,体液渗出量有限,通过人体的代偿,不致影响全身有效循环血量。大面积或深度烧伤时,渗出、休克、感染、修复等病理过程和表现较明显,可并发脓毒症和多脏器功能障碍。

(一)烧伤面积估算

烧伤面积指皮肤烧伤区域占人体表面积的百分数。常用中国新九分法和手掌法估算。

1. 中国新九分法

根据中国人实际体表测定所得(11×9%+1%)。估算方法:

(1)头颈部9%(1×9%)。其中发部3%,面部3%,颈部3%。

(2)双上肢18%(2×9%)。其中双上臂7%(2×3.5%),双前臂6%(2×3%),双手5%(2×2.5%)。

(3)躯干(包括会阴)27%(3×9%)。其中前面13%,后面13%,会阴1%。

(4)双下肢(包括臀部)46%(5×9%+1%)。其中臀部5%(2×2.5%),双大腿21%(2×10.5%),双小腿13%(2×6.5%),双足7%(2×3.5%)。

因性别体形差异,成年女性的双臀和双足应修正为各占6%。小儿因其头大、腿短的解剖特点,面积修正公式如下:小儿头部体表面积=[9+(12−年龄)]%;小儿双下肢体表面积=[46−(12−年龄)]%。

2. 手掌法

不论年龄、性别,将患者五根手指并拢,其手掌面积即估算为1%体表面积。如果医者手掌与患者相近,可用医者手掌估算。小面积烧伤,一般用手掌法估计烧伤面积,大面积烧伤常与九分法联合使用。

估计烧伤面积时应注意:①除总面积外,应将Ⅰ度、浅Ⅱ度、深Ⅱ和Ⅲ度面积分开计算,以便于治疗参考。②烧伤面积虽系估计,但应力求近似,并用整数记录。③呼吸道烧伤另行注明,不计算面积。

(二)烧伤深度判断

临床已普遍采用的方法是三度四分法,即分为Ⅰ度、浅Ⅱ度、深Ⅱ度、Ⅲ度,其中Ⅰ度、浅Ⅱ度烧伤一般称浅度烧伤,深Ⅱ度和Ⅲ度烧伤则属深度烧伤。

1. Ⅰ度烧伤

Ⅰ度烧伤又称红斑性烧伤,仅伤及表皮浅层。生发层健在,再生能力强。表面红斑状、干燥,烧灼感,3~7天脱屑痊愈,短期内有色素沉着。

2. Ⅱ度烧伤

Ⅱ度烧伤又称水疱性烧伤。

(1)浅Ⅱ度烧伤

伤及表皮的生发层与真皮乳头层(真皮浅层)。局部红肿明显,大小不一的水疱形成,内含淡黄色澄清液体,水疱皮如剥脱,创面红润、潮湿、疼痛明显。上皮再生靠残存的表皮生发层和皮肤附件(汗腺、毛囊)的上皮增生,如不感染,1~2周内愈合,一般不留瘢痕,多数有色素沉着。

(2)深Ⅱ度烧伤

伤及皮肤真皮层,介于浅Ⅱ度和Ⅲ度之间,深浅不尽一致。也可有水疱,但去疱皮后,创面微湿,红白相间,痛觉较迟钝。由于真皮层内有残存的皮肤附件,可依赖其上皮增殖形成上皮小岛,如不感染,可融合修复,需时3~4周,但常有瘢痕增生。

3. Ⅲ度烧伤

Ⅲ度烧伤又称焦痂性烧伤。是全皮层烧伤甚至达到皮下、肌肉或骨骼。创面无水疱,呈蜡白色或焦黄色甚至炭化,痛觉消失,局部温度低,皮层凝固性坏死后形成焦痂,触之如皮革,痂下可显树枝状栓塞的血管。因皮肤及其附件已全部烧毁,无上皮再生的来源,必须靠植皮而愈合。只有很局限的小面积Ⅲ度烧伤,才有可能靠周围健康皮肤的上皮爬行而收缩愈合。

(三)烧伤严重性分度

为了对烧伤严重程度有一基本估计,作为设计治疗方案的参考,我国常用下列分度法:

1. 轻度烧伤

Ⅱ度烧伤面积10%以下。

2. 中度烧伤

Ⅱ度烧伤面积11%~30%;或Ⅲ度烧伤面积不足10%。

3. 重度烧伤

烧伤总面积31%~50%;或Ⅲ度烧伤面积11%~20%;或Ⅱ度、Ⅲ度烧伤面积虽不到上述百分比,但已发生休克等并发症、呼吸道烧伤或有较重的复合伤。

4. 特重烧伤

烧伤总面积50%以上;或Ⅲ度烧伤20%以上;或存在较重的吸入性损伤、复合伤等。

(四)吸入性损伤

习惯称“呼吸道烧伤”,是较危重的部位烧伤。其致伤因素不单纯由于热力,燃烧时的烟雾含有大量的化学物质,可被吸入至下呼吸道,这些化学物质有局部腐蚀和全身中毒的作用,如CO、氰化物等等,所以在相对封闭的火灾现场,死于吸入性窒息者多于烧伤,合并严重吸入性损伤者仍为烧伤救治中的突出难题。

吸入性损伤的诊断:①燃烧现场相对密闭;②呼吸道刺激,咳出炭末痰,呼吸困难,肺部可能有哮鸣音;③面、颈、口鼻周围常有深度烧伤,鼻毛烧伤,声音嘶哑。

二 治疗原则

1.小面积浅表烧伤按外科原则清创、保护创面,能自然愈合。

2.大面积深度烧伤的全身性反应重,治疗原则是:

(1)早期及时补液,维持呼吸道通畅,纠正低血容量休克。

(2)深度烧伤组织是全身性感染的主要来源,应早期切除,自、异体皮移植覆盖。

(3)及时纠正休克、控制感染是防治多内脏功能障碍的关键。

(4)重视形态、功能的恢复。

三 现场急救、转送与初期处理

现场抢救的目标是尽快消除致伤原因,脱离现场和进行挽救生命的救治措施。

1. 迅速脱离热源

如火焰烧伤应尽快脱离火场,脱去着火的衣物,就地翻滚或是跳入水池,熄灭火焰。互救者可就近用非易燃物品(如棉被、毛毯)覆盖,隔绝灭火(见图1-10-11)。忌奔跑呼叫,以免风助火势,烧伤头面部和呼吸道,也要避免双手扑打火焰,造成双手烧伤。热液浸渍的衣裤,可以冷水冲淋后剪开取下,强力剥脱易撕脱水疱皮。小面积烧伤立即用清水连续冲洗或浸泡,既可减痛,又可带走余热(见图1-10-12)。

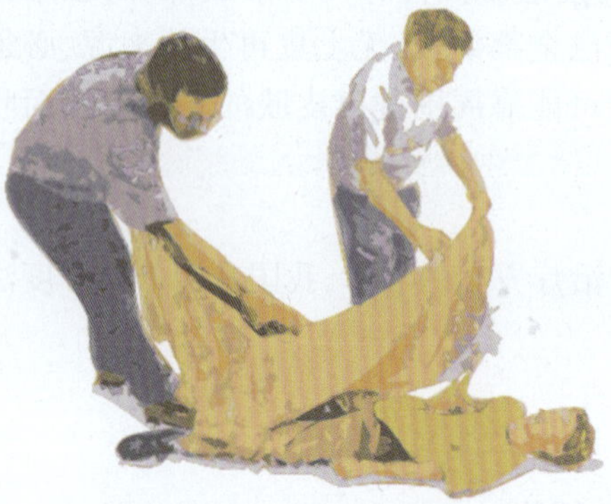

图1-10-11 用毯子覆盖大火

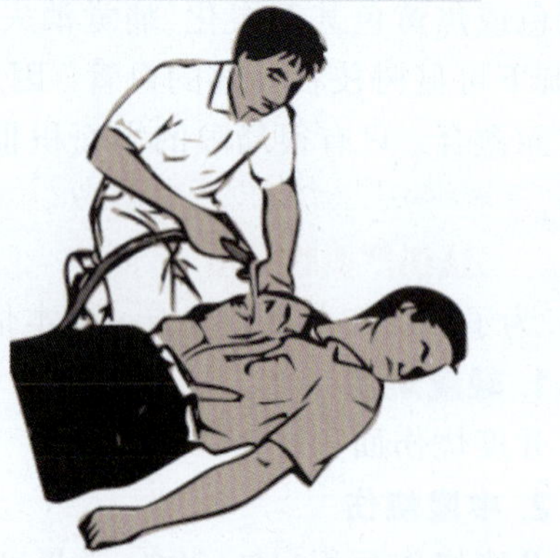

图1-10-12 皮肤完整,可用自来水冲洗患处

2. 保护受伤部位

在现场附近,创面只求不再污染、不再损伤,可用干净敷料或布类保护(见图1-10-13),或进行简单包扎后送医院处理。不要用有色药物涂抹,以免增加随后深度判定的困难。

3. 维护呼吸道通畅

火焰烧伤常伴呼吸道受烟雾、热力等损伤,特别应注意保持呼吸道通畅。合并CO中毒者应移至通风处,必要时应吸入氧气。

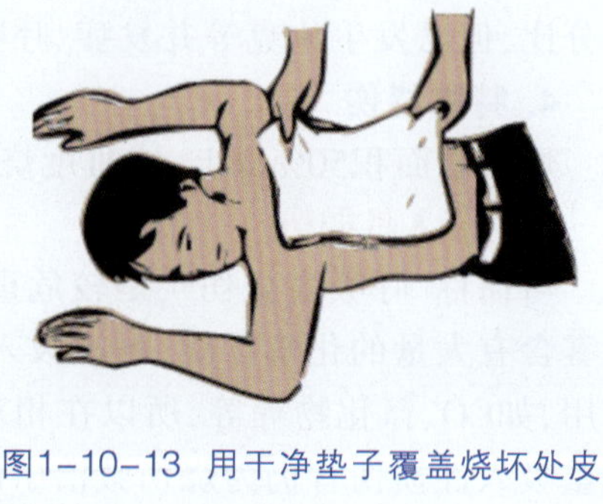

图1-10-13 用干净垫子覆盖烧坏处皮肤

4. 其他救治措施

①大面积严重烧伤必须转送者应建立静脉输液通道，途中继续输液，保证呼吸道通畅。高度口渴、烦躁不安者常示休克严重，应加快输液，只可少量口服盐水。转送路程较远者，应留置导尿管，观察尿量。

②安慰和鼓励受伤者，使其情绪稳定。疼痛剧烈可酌情使用地西泮、哌替啶等。已有休克者，需经静脉用药，但应注意避免抑制呼吸中枢。

5. 初步处理

轻重有别，中、重度烧伤应及时通过无线电通信联络，与岸上取得联系，转送医院抢救。

(1)轻度烧伤

主要为创面处理，包括清洁创周健康皮肤，创面可用1:1000苯扎溴铵或1:2000氯己定轻洗、移除异物，浅Ⅱ度烧伤水疱皮应予保留，水疱大者可用消毒空针抽去水疱液。深度烧伤的水疱皮应予清除。如果用包扎疗法，内层用油质纱布，外层用吸水敷料均匀包扎，包扎范围应超过创周5 cm。面、颈与会阴部烧伤不适合包扎处，则予暴露。一般可不用抗生素。

(2)中、重度烧伤

应按下列程序处理：①简要了解受伤史后，记录血压、脉搏、呼吸，注意有无呼吸道烧伤及其他合并伤，严重呼吸道烧伤需及早行气管切开。②立即建立静脉输液通道，开始输液。③留置导尿管，观察每小时尿量、比重、pH，并注意有无血红蛋白尿。④清创，估算烧伤面积、深度（应绘图示意）。特别应注意有无Ⅲ度环状焦痂的压迫，其在肢体部位可影响血液循环，躯干部可影响呼吸，应切开焦痂减压。⑤按烧伤面积、深度制订第一个24 h的输液计划（参后）。⑥广泛大面积烧伤一般采用暴露疗法。

(3)创面污染重或有深度烧伤者

均应注射破伤风抗毒血清，并用抗生素治疗。抗生素的选择应针对致病菌，一旦发生感染，及早用药。一般烧伤创面的病菌多为多菌种，严重病人并发全身性感染时，可联合应用一种第三代头孢菌素和一种氨基糖苷类的抗生素，从静脉滴注。

四 烧伤性休克

烧伤性休克可危及生命。液体治疗重在及时，而休克期是否以平稳状态渡过至关重要。烧伤休克的发生时间与烧伤严重程度关系密切，面积越大，深度越深者，休克发生越早、越重。

1. 临床表现与诊断

主要表现为：①心率增快、脉搏细弱，听诊心音低弱。②血压的变化，早期往往表现为脉压变小，随后为血压下降。③呼吸浅、快。④尿量减少，是低血容量休克的一个重要标志，成人每小时尿量低于20 mL常示血容量不足。⑤口渴难忍，小儿表现特别明显。⑥烦躁不安，是脑组织缺血、缺氧的一种表现。⑦周边静脉充盈不良、肢端凉，病人诉畏冷。⑧血液化验，常出现血液浓缩（血细胞比容升高）、低血钠、低蛋白、酸中毒。

2. 治疗

液体疗法是防治烧伤休克的主要措施。应立即寻找一较粗且易于固定的静脉行穿刺或切开，以保持一通畅的静脉输液通道。

(1)早期补液方案：常用下列输液公式，按照病人的烧伤面积和体重计算，伤后第一个24 h，每1%烧伤面积（Ⅱ度、Ⅲ度烧伤）每公斤体重应补胶体和电解质液共1.5 mL（小儿2.0 mL）。胶体（血浆）和电解质（平衡盐液）的比例为0.5:1，广泛深度烧伤者与小孩烧伤其比例可改为0.75:0.75。另以5%葡萄糖溶液补充水分2000 mL（小儿另按年龄、体重计算），总量的一半应于伤后8 h内输入。第二个24 h，胶体和电解质液为第一个24 h的一半，水分补充仍为2000 mL。

举例：一烧伤面积60%、体重50 kg病人，第一个24 h补液总量为60×50×1.5+2 000=6 500 mL，其中胶体为60×50×0.5=1 500 mL，电解质液为60×50×1=3 000 mL，水分为2 000 mL，输入速度先快后慢。第二个24 h，胶体减半为750 mL，电解质液减半为1 500 mL，水分仍为2 000 mL。

紧急抢救一时无法获得血浆时，可以使用低分子量的血浆代用品，利用其暂时扩张血容量和溶质性利尿，但用量不宜超过1 000 mL，并尽快以血浆取代。电解质液、胶体和水分应交叉输入。

(2)由于病人伤情和个体的差异，抗休克期更应强调严密观察，根据病人的反应，随时调整输液的速度和成分。简便的几项观察指标是：①成人每小时尿量以30~50 mL为宜，小儿每公斤体重每小时不低于1 mL。②病人安静，无烦躁不安。③无明显口渴。④脉搏、心跳有力，脉搏在120次/min以下。⑤维持收缩压在90 mmHg、脉压在20 mmHg以上。⑥呼吸平稳。如出现血压低、尿量少、烦躁不安等现象，则应加快输液速度。在注意输液的同时，特别应注意呼吸道的通畅；否则，只靠输液，休克期是不可能平稳的。

五　创面处理

(1)烧伤属红斑性炎症反应，无需特殊处理，能自行消退。如烧灼感重，可涂薄层油脂。

(2)小面积浅Ⅱ度烧伤清创后，如水疱皮完整，应予保存，只需抽去水疱液，消毒包扎，水疱皮即可充当生物敷料，保护创面、减痛，且可加速创面愈合。如水疱皮已撕脱，可以用无菌油性敷料包扎。除非敷料浸湿、有异味或有其他感染迹象，不必经常换药，以免损伤新生上皮。如创面已感染，应勤换敷料，清除脓性分泌物，保持创面清洁，多能自行愈合。

(3)深度烧伤应正确选择外用抗菌药物。目前证实有效的外用药有1%磺胺嘧啶银霜剂、碘伏等。烧伤组织由开始的坏死经液化到与健康组织分离，需要2~3周，在这一过程中，随时都有感染的威胁，应采用积极的手术治疗，包括早期切痂（切除深度烧伤组织达深筋膜平面）或削痂（削除坏死组织至健康平面），并立即皮肤移植，修复皮肤与其下的组织缺损以及矫正外部畸形等。自体皮肤移植常用的两类方法：游离皮片移植和皮瓣移植。

第五节 电烧伤

要点

因电引起的烧伤有两类，由电火花引起的烧伤性质和处理类同火焰烧伤，本处着重介绍与电源直接接触所致的电烧伤。

必备知识

一 临床表现

1. 全身性损害

轻者有恶心、心悸、头晕或短暂的意识障碍；重者昏迷，呼吸、心跳骤停，但如及时抢救，多可恢复。

2. 局部损害

电流通过人体有“入口” 和“出口”，“入口”处较“出口”处重。“入口”常炭化，形成裂口或洞穴，烧伤常深达肌肉、肌腱、骨周，损伤范围常外小内大；没有明显的坏死层面；局部渗出较一般烧伤重，包括筋膜腔内水肿；由于邻近血管的损害，经常出现进行性坏死，伤后坏死范围可扩大数倍。

二 治疗

1. 现场急救

立即切断电源，或用不导电的物体拨离电源；呼吸、心跳骤停者，立即进行心肺复苏；复苏后还应注意心电监护，并联系转送医院抢救。

2. 液体复苏

早期补液量应高于一般烧伤；补充碳酸氢钠以碱化尿液；还可用甘露醇利尿，每小时尿量应高于一般烧伤的标准。

3. 清创

转送医院作相应处理。

4. 早期全身应用较大剂量的抗生素

局部应暴露，过氧化氢溶液冲洗、湿敷。注射破伤风抗毒素是绝对指征。

第六节 化学烧伤

要点

化学烧伤的特点是有些化学物质在接触人体后，除立即损伤外，还可继续侵入或被吸收，导致进行性局部损伤或全身性中毒。损伤程度除与化学物质的性质有关外，还取决于剂量、浓度和接触时间的长短。处理时应了解致伤物质的性质，方能采取相应的措施。

必备知识

一 一般处理原则

立即解脱被化学物质浸渍的衣物，连续大量清水冲洗，时间应较长。应注意眼部与五官的冲洗，因为损伤后可因而致盲或导致其他后果。早期输液量可稍多，加用利尿剂以排出毒性物质。已明确为化学毒物致伤者，通过无线电通信与后方医院联络进行治疗咨询。

二 酸烧伤

较常见的酸烧伤为强酸（硫酸、盐酸、硝酸）所导致。其共同特点是使组织蛋白凝固而坏死，能使组织脱水；不形成水疱，皮革样成痂，一般不向深部侵蚀，但脱痂时间延缓。

急救时用大量清水冲洗伤处，随后按一般烧伤处理。此外，有些腐蚀性酸，如氢氟酸，其穿透性很强，能溶解脂质，继续向周围和深处侵入，扩大与加深的损害作用特重。立即处理仍为大量清水冲洗，随后用5%~10%葡萄糖酸钙（0.5 mL/ cm^2）加入1%普鲁卡因创周浸润注射，可限制其继续扩散与侵入。

三 碱烧伤

强碱如氢氧化钠、氢氧化钾等可与组织蛋白结合成复合物，能皂化脂肪组织，皂化时可产热，继续损伤组织，碱离子能向深处穿透。疼痛较剧，创面可扩大、加深，愈合慢。

急救时应用大量清水冲洗，冲洗时间更应延长。深度碱烧伤适合早期切痂与植皮。至于生石灰（CaO）和电石（CaC_2）的烧伤，必须在清水冲洗前，先去除伤处的颗粒或粉末，以免加水后产热。

四 磷烧伤

磷与空气接触即自燃，磷是细胞浆毒物，吸收后能引起肝、肾、心、肺等脏器损害。

急救时应将伤处浸入水中，以隔绝氧气，切忌暴露于空气中，否则会继续燃烧。应在水下移除磷粒，用1%硫酸铜涂布，可形成无毒性的磷化铜，便于识别和移除。但必须控制硫酸铜的浓度不超过1%，如浓度过高，反可导致铜中毒。忌用油质敷料，因磷易溶于油脂，而更易吸收；适用3%~5%碳酸氢钠湿敷包扎。深度创面尽早切除与植皮。

扩展知识

(1)烧伤面积高达100%的病人,甚至严重烧伤合并多个器官功能衰竭的病人均可成功救治。然而,大面积烧伤很容易并发休克、败血症及多器官功能不全等,可致人于死地,即使是小面积烧伤也会因治疗不当而致严重畸形甚至死亡。因此,切不可延误抢救时间。

(2)随着医学技术的发展,特别是烧伤湿性医疗技术的应用,烧伤病人如能及时得到正确的治疗,大多可以治愈。即使留有残疾,也可通过整形整容手术基本恢复原样。当然,千万不要在消除了烧伤创面后就认为万事大吉,因为治疗烧伤既要治愈烧伤创面,又要尽量做到不留疤痕或不出现因疤痕挛缩而导致的残疾。烧伤病人要想取得满意的治疗效果,最好由烧伤专科医师进行综合治疗。

思考题

1.烧伤深度的分类。
2.如何计算烧伤面积?
3.烧伤现场急救处理措施。

第十一章 船载有毒货物中毒

第一节 船舶运输危险化学品的医疗建议

要点

运输危险化学品船舶的船员应接受相关培训,并熟知船舶上有哪些物品属于危险化学品及其危害。

必备知识

国际海事组织《应用于涉及危险货物意外事故的医疗急救指南》(MFAG)和《国际船舶医疗指南》对船舶运输危险化学品的有关医疗建议如下:

1.定期运送化学品船舶的船员应接受有关危险常识的培训,并通晓防止意外的安全规则和急救程序。

2.对于不经常运输化学品的船舶,船长应向从事这项工作的船员提出化学品的危险以及发生事故时如何处置等建议。要向船员强调操作化学品时严禁吸烟、饮酒、进食等。

3.在操作化学品时,如有人出现中毒征兆应立即中止其作业并马上治疗,船舶到达港口时立即送往医院治疗。如附近有其他船舶配置船医或受过培训的医务人员,可请求他们帮助。

4.当患者有接触多种化学品时,应确定优先救治某一方面。

船舶上常见的化学危险品:船舶运载的大量物品,其中可能有潜在的毒性物质。消毒剂如石炭酸、甲酚、漂白粉溶液等都含有一定毒性。溶剂、石油产品和燃料油的挥发气体可引起中毒。船舶熏舱时可产生氢氰酸气体,毒性非常剧烈。在用火的场所,谷类霉变发酵的地方,以及使用干冰作为制冷剂时,常有高浓度的二氧化碳产生,当浓度达一定程度时可使人窒息。在一些用火部门，物品爆炸，石油制品产生的废气，以及冷冻肉类腐败变质等情况下会产生大量的一氧化碳，在空气中达到一定量时就会引起中毒。冷冻气体如氨、甲基氯、氟利昂等都可致人中毒。三氯乙烯是一种易挥发的麻醉剂，如作为干燥清洁剂使用即有中毒的危险。此外，一些药物服用过量也可引起中毒，如镇静安定类药(巴比妥类和安定类等)和某些止痛药(阿司匹林和扑热息痛等)。

思考题

1.说出三种常用的含有毒性的消毒剂。
2.什么情况下会产生大量的一氧化碳？

第二节 中毒的途径和诊断

要点

认识有毒货品导致船员中毒的途径，分析中毒的因素，注意中毒后出现的症状。

必备知识

船载货物中含有潜在毒性物品，包括清洗剂、降解剂、消毒剂以及其他有毒货物。毒物的分解或误用均会造成船员中毒。

一 中毒途径

(一)吸入性

毒气、毒烟经呼吸道进入。

(二)食入性

毒物经口吃进。

(三)接触性

毒物经皮肤、眼睛进入。

二 中毒诊断

(一)中毒因素分析

(1)化学品泄漏或误用。
(2)发病特征与接触的化学物有关。
(3)有流行性特征，即同食或接触相同物品后有多人出现相同的症状。

(4)中毒症状与某些疾病相同，如头痛、呕吐、腹泻、虚脱。

(5)有毒物泄漏证据。

(6)因个体接触有害物质次数及量的不同，发病时间与程度可不同。

(7)个体环境不同，症状、反应不同。

(二)典型中毒症状

典型中毒症状分潜伏期、发病期和后期，中毒严重者可出现并发症。

1. 潜伏期

毒物进入体内至出现症状的间隔时间。通常接触毒物后迅速发病，但有时需经几小时后才发病。

2. 发病期

中毒体征和症状明显，表现为头痛、恶心、呕吐、嗜睡、精神异常、意识丧失、惊厥、疼痛、皮肤。青紫或呈灰色、呼吸困难等，因毒物品种而异。

3. 后期

大多数病人在少量毒物中毒后几小时内体征、症状消失，中毒严重者可持续数小时或几天。

4. 并发症

常见并发症有窒息，支气管炎，肺炎，肺水肿，心衰，循环衰竭，肝、肾功能衰竭等。

扩展知识

一 中毒的急救原则

1. 立即中止与毒物接触

(1)迅速离开中毒场所；

(2)脱去污染衣物、鞋、袜、帽；

(3)迅速清洗皮肤或洗胃。

2. 立即抢救

争分夺秒进行抢救，对惊厥、休克、呼吸障碍、心律失常应首先采取对症措施以挽救生命。

3. 早期足量地使用解毒药

二 中毒救治的主要措施

1. 清除毒物

抓紧时间清除体内尚未被吸收的毒物，阻断吸收。

(1) 催吐：对清醒病人有效，昏迷、休克、腐蚀剂中毒者禁忌。方法：先饮清水300~500 mL，然后用手指或筷子刺激舌后根及咽后壁催呕吐。

(2)洗胃：对服毒者的重要治疗措施，一般在服毒后6 h内洗胃有效。每次注入清水200~300 mL，不宜过多，注入后应尽量排出，反复至洗出的胃液澄清为止。

(3) 吸附剂：活性炭为强有力吸附剂，可吸附生物碱、巴比妥类、水杨酸、苯酚、砷、汞等多种毒物，一般在洗胃后常用活性炭4~5 g加水250 mL，经胃管灌入。

(4)导泻法：服硫酸镁20~30 g(50%硫酸镁50 mL左右)，以清除肠道毒物。

2. 促进毒物排泄

(1)多饮水或用高渗液快速输入，促进毒物由肾脏排出，若无尿则限用在800 mL以内。

(2)应用利尿剂加速毒物排泄，常用速尿每次20~40 mg。

(3)改变尿pH可促使毒物排出，如服用碳酸氢钠使尿液碱化可使弱的有机酸如巴比妥酸、水杨酸由尿排出。

(4) 饮用热饮料等发汗可促使毒物由皮肤排出。

3. 使已吸收的毒物解毒

一是用化学解毒剂如二硫基丙醇，二是用生理性对抗剂如阿托品，能消除有机磷中毒所引起的症状，恢复生理功能。

4. 对症处理

对脑水肿、肺水肿、呼吸衰竭、休克、心律失常等治疗非常重要，可帮助危重患者渡过险关。

5. 无线电医疗咨询

急救中遇到困难，可用无线电医疗咨询。

思考题

1.中毒的途径有哪些？
2.如何判断毒物中毒？
3.严重中毒的并发症有哪些？

第三节　吸入性中毒

要点

对吸入性中毒，强调打开门窗通风、迅速脱离现场以及对症处理。

必备知识

许多化学烟雾能刺激呼吸道，引起呼吸困难，导致咳嗽和咽部烧灼感。狭小空间内一氧化碳和二氧化碳超过一定浓度，也可引起中毒症状。

一 症状

吸入性中毒的主要症状有呼吸困难、头痛、恶心、嗜睡，重者可以意识丧失。

二 急救原则

(1)立即将病人转移到通风处，松开衣领，确保通风。

(2)如呼吸停止，应进行口对口人工呼吸，心跳停止应作胸外心脏按压。

(3)对二氧化碳中毒者给氧呼吸。

(4)病人卧床休息至少24 h或直至康复。

(5)并发肺炎或支气管炎者对症治疗。

(6)中毒病人禁用吗啡。

(7)有条件即行高压氧舱治疗。

扩展知识

船舶上常见的可致中毒的气体

1. 二氧化碳(CO_2)

CO_2比重比空气大，一般沉积在仓房和房间底层。船载谷物发酵以及船载冷冻货物均可产生CO_2。中毒症状：头晕、头痛、呼吸困难、昏倒、意识丧失。

2. 一氧化碳(CO)

CO是易燃气体，比重小于空气，发动机废气以及冷冻肉食变质之后可产生CO，有剧毒。中毒症状：头晕、肌肉无力，很快丧失意识。严重病例可出现嘴唇鲜红，面部及全身皮肤呈桃红色。

3. 冷却气体

包括氨、氯甲烷、氟利昂。

氨：有强烈刺激性。中毒症状：流涕，流眼泪，喘息，虚脱。高浓度吸入可致死亡。

氯甲烷：无色，似乙醇味，易燃。中毒症状：可产生嗜睡、恶心、呕吐、昏迷、惊厥，重者死亡。

氟利昂：无色，高浓度吸入可产生缺氧症状。中毒症状：头昏、行走摇晃、虚脱和意识丧失。

4. 其他有毒气体

石油产品的蒸气：意外吸入可引起中毒症状，表现为嗜睡、头昏、恶心、呕吐，大剂量中毒时可出现昏迷。误食产生相似中毒症状，但恶心、呕吐更为严重。

氰化物：船舶熏蒸消毒采用的氢氰酸是有剧毒的。中毒症状和体征发生很快，表现为呼吸短促、焦虑、惊厥，意识很快丧失，数分钟内死亡。

案 例

2010年8月23日，某船舶冷冻库发生液氨意外泄漏，逸散的氨气烟雾在船舱内扩散，致使船员5人中毒入院，其中严重中毒2人，表现为头痛、气促、嗜睡。将患者紧急转送到医院，经吸氧、卧床休息、输液等抢救治疗脱离危险。

思考题

1.如何判断吸入性中毒？
2.吸入性中毒如何急救？
3.列出几种船舶上常见的可引起吸入性中毒的气体名称。

第四节　食入性中毒

要点

对食入性中毒强调查明中毒的原因或毒物，迅速清除毒物以及对症处理。

必备知识

一　中毒症状

(1)与进食的毒物有关，如砷、铅、毒蕈、过量药物以及污染、变质食物等所引起的中毒，多表现为腹部绞痛、恶心、呕吐、腹泻等。

(2)误食腐蚀剂、强酸、强碱或消毒剂不仅症状严重，而且会烧伤口唇、口腔、消化道等，引起剧烈的烧灼痛、胃肠绞痛、恶心呕吐，还可吐出血性液体，常有腹泻，排出血性黏液便，严重者可有消化道穿孔，形成腹膜炎，乃致休克而死亡。

(3)有些毒性物质，例如镇静药物，食入后经消化道吸收进入血液循环，作用于神经系统，导致意识丧失或死亡。

二　中毒诊断

(1)如有可能，应先确定毒物性质。

(2)询问神志清楚病人的进食情况。

(3)检查身旁瓶子及容器以获得线索。

三　急救措施

(1)如病人神志清楚，可催吐或洗胃。将活性炭20~30 g加水50 mL后配制成混悬液口服。导泻、利尿、使用解毒剂及对症处理。

(2)禁食,保暖。

(3)氰化物中毒时,将一支亚硝酸异戊酯洒在湿毛巾上,放在病人鼻孔下方让其吸入。

(4)呼吸停止时,即刻行人工呼吸。如心跳停止时,即刻行胸外心脏按压。

(5)必要时无线电医疗咨询。

扩展知识

船舶常见误食毒物和药物的救治

1. 铝化合物

误食中毒时,以1%硫酸镁洗胃,后口服硫酸镁30 g导泻。腹痛者可肌注阿托品或654-2止痛。

2. 汞及其化合物

误食后立即以2%碳酸氢钠洗胃,后给予牛奶或蛋清口服,以延缓汞吸收,解毒药为二硫基丁二酸钠。

3. 砷剂(砒霜)

用温水或1%碳酸氢钠洗胃,口服氢氧化铁(12%硫酸亚铁与2%氢氧化镁等量混合)每10 min10 mL,直至呕吐停止,再以硫酸镁导泻。解毒药为二巯基丙醇。

4. 强酸

服强酸后禁止洗胃。可先饮清水,并尽快口服镁乳或氢氧化铝凝胶50~100 mL,服蛋清或牛奶200 mL,半小时后服植物油100~200 mL作为润滑剂,不宜用碳酸氢钠,以防胃穿孔。

5. 强碱

服强碱后禁止洗胃,可口服食醋,后服蛋清或牛奶200 mL,半小时后服植物油200 mL。

6. 催眠药

服过量催眠药可导致中毒,即以1:5000高锰酸钾洗胃,而后导泻,必要时可服利尿剂和皮质激素,葡萄糖水静滴。

7. 毒蕈

误食毒蕈中毒后,迅速以1:5000高锰酸钾洗胃,严重者用阿托品静脉注射,一般先给2~5 mg,后每隔15~30 min重复,直至阿托品化后减量。

8. 乙醇

一次性大量饮酒可引起急性酒精中毒。症状轻者饮浓茶或咖啡即可,重症者大量输液并用利尿剂。若在饮酒 2 h内,可用1%碳酸氢钠液洗胃。

9. 河豚

误食河豚内脏可引起中毒,中毒后以1:5000高锰酸钾洗胃,硫酸镁导泻,利尿和输液以加快毒物排泄。重者加用皮质激素,对症处理。

10. 镇静剂

误服或过量服用镇静剂,非致死剂量可引起中毒,表现为昏迷、呼吸浅慢,严重者呼吸停止。昏迷可长达数天,多数可以自行恢复。

11. 阿斯匹林

过量服用可引起恶心、呕吐、耳鸣、呼吸加快，严重过量可致内脏出血。

12. 扑热息痛

服用超过20~30片时，可致肝功能损害。

13. 消毒剂

(1)石碳酸、漂白粉等许多消毒剂都有毒性。误食会出现口腔烧伤和严重呕吐，随之可发生虚脱、昏迷或惊厥。

(2)漂白粉(次氯酸钠)水溶液，误食会出现口腔、胃的灼热感。漂白粉和酸相遇产生刺激性气体，可致咳嗽、咽喉灼热感和呼吸困难。

案 例

2008年春，广州市海珠区某小学因集体食用非法加工生产的马蹄糕，致50多名学生先后出现腹痛、呕吐、腹泻、头晕等症状，确诊为食入性中毒。送医院后给予催吐、输液、利尿等治疗，严重者给予洗胃。经积极救治，大部分痊愈，少数人有轻度并发症。

思考题

1.如何判断食入性中毒？
2.食入性中毒如何急救？
3.氰化物中毒如何现场急救？
4.食入性中毒后腹痛如何止痛？

第五节 接触性中毒

要点

注意皮肤和眼睛接触性中毒的处理措施。

必备知识

一 皮肤和眼睛接触性中毒症状

1. 皮肤接触

直接接触毒物可导致局部充血、刺痛及皮肤烧伤，毒物经皮肤吸收可引起嗜睡、乏力，很少有意识丧失。

[illegible]

（5）眼睛接触化学物质或化学烟雾应[illegible]用大量清水冲洗10 min以上。

2010年7月，广东省惠州市[illegible]村发生一宗因喷洒农药造成接触性农药中毒事故，[illegible]接触农药者先后出现头晕、嘴麻、乏力，其中出现深度昏迷的一名女性患者[illegible]在作业现场[illegible]脱去污染的[illegible]，[illegible]清水清洗污染处，同时[illegible]治疗，5天后康复出院。

1.常见接触性中毒的症状有哪些？

2.接触性中毒如何处理？

3.处理接触性中毒时用大量清水冲洗至少多长时间？

第六节 中毒预防

强调中毒预防的措施。

预防中毒比治疗和急救更重要，预防中毒应主要做到以下几点：

1.严格按安全操作规则工作，标明有毒物品商标。

2.[illegible]

第二篇

实操训练

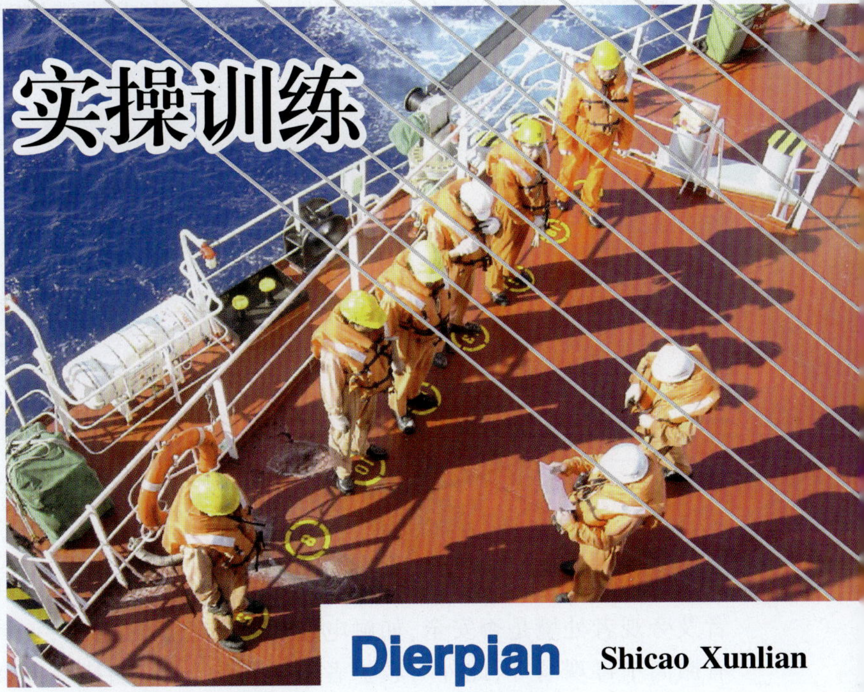

Dierpian Shicao Xunlian

科目一 心肺复苏术

一 心肺复苏术操作前准备

物品准备:草席、纱布、酒精棉花、人工心肺复苏术模拟器(见图2-1-1)。

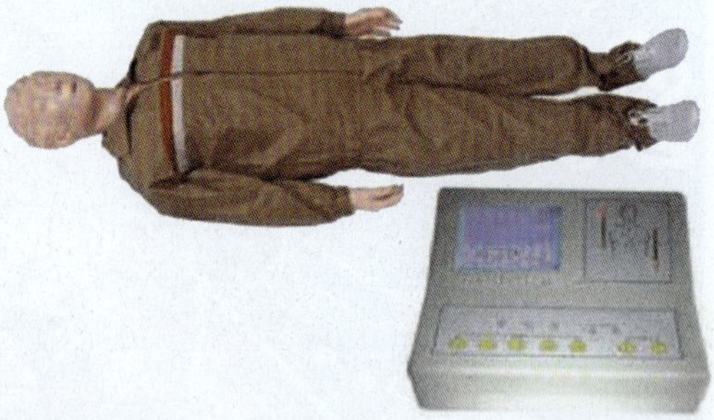

图2-1-1 人工心肺复苏术模拟器

二 心肺复苏术操作步骤

(一)对施行心肺复苏术的判断及施行心肺复苏术的准备

1. 评估环境

评估环境是否安全,是否可以现场进行心肺复苏术。环境安全包括救护者自身、伤病者及旁观者处境是否安全,如触电者需先迅速解脱电源、一氧化碳中毒需先通风或将中毒有搬离中毒现场等,此外对救护者个人防护设备,如特定传染病伤病者的防护。观察现场是否适宜进行心肺复苏术。

实操:左右观察周围情况及环境,口述“周围环境安全”。时间:3~5 s左右。

2. 判断意识

通过拍打和呼唤患者,了解患者对触痛觉和声音的反应,间接了解患者意识状况,如果没有反应则为昏迷(见图2-1-2)。

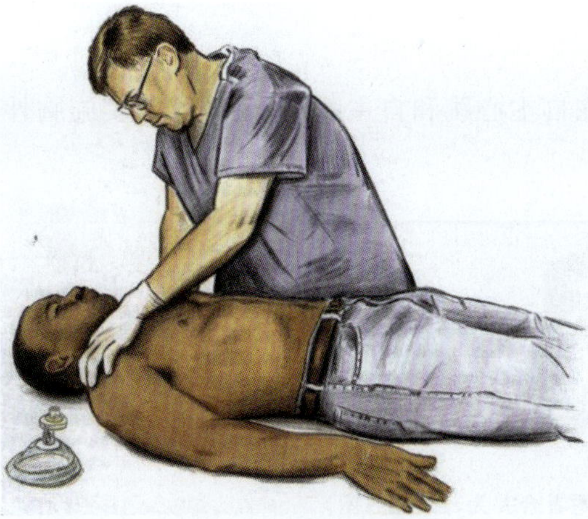

图2-1-2 判断患者意识

实操：双膝跪在病人右肩旁，轻拍患者双肩两下，同时分别在患者左右耳边呼唤："同志，你怎么了？醒一醒。"(禁止摇动患者头部，防止损伤颈椎。)如果清醒(对呼唤、痛刺激有反应)，要继续观察；如果没有反应则为昏迷，进行下一个流程。时间：5 s以内。

3. 发求救信息

通过高声呼叫，通知旁人拨打救治电话，请求专业人员到场参与救治或指导治疗，同时邀请旁人协助进行心肺复苏术，避免单人操作过于疲劳而无法继续心肺复苏术。

实操：高声呼救"快来人啊，有人晕倒了"或"帮忙打120，帮忙救人"（见图2-1-3)。

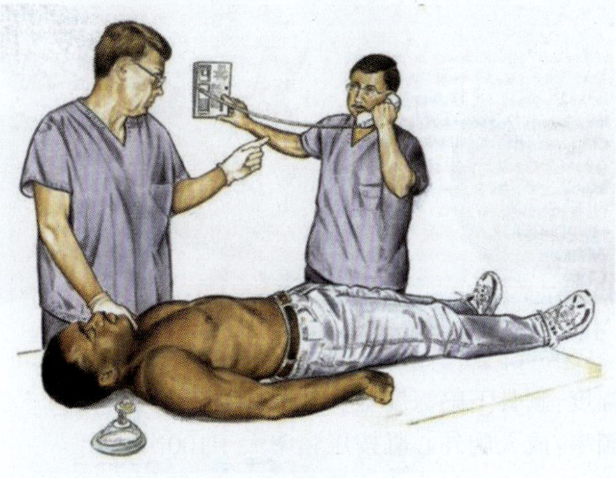

图2-1-3 发求救信息

4. 摆体位

如确定意识丧失，病人为各种体位，如侧卧位或俯卧位时，转身摆放为仰卧位，身体平直无扭曲，利于下一步心肺复苏操作。此时应将患(伤)者的纽扣及裤带解松，以免按压时损伤内脏。

注意：怀疑颈部外伤者，翻身时应整体转动，保护颈部。

实操：将病人从各式各样体位摆放为仰卧位，身体四肢平直无扭曲，解开上衣，暴露上身。

5. 判断心跳、呼吸

确认患者是否存在自主心跳和自主呼吸,是否需要实施胸外心脏按压和人工呼吸(见图2–1–4)。

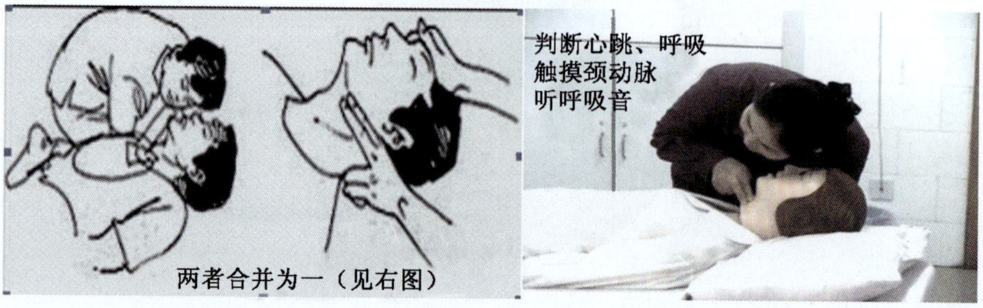

图2–1–4 判断心跳方法(触摸颈动脉法)

实操:判断心跳手法:一手按前额,一手食指及中指先摸到喉结处,再向外滑至同侧气管与颈部肌肉所形成的沟中,按压观察颈动脉。同时将耳部靠近病人口鼻处,眼望患者胸廓有无起伏,耳听有无呼吸音,面部感觉有无呼出气流。时间:5~10 s,不能超过10 s。可以数数001,002,003……如无呼吸、心跳,进行胸外心脏按压。

(二)胸外心脏按压

胸外心脏按压部位:1.胸骨下半部,胸部正中央,两乳头连线中点;2.剑突上缘两横指:沿肋骨下缘向上滑,找到剑突头端起向上两横指处,以另一手之掌根放两指上方即为按压位置(见图2–1–5)。

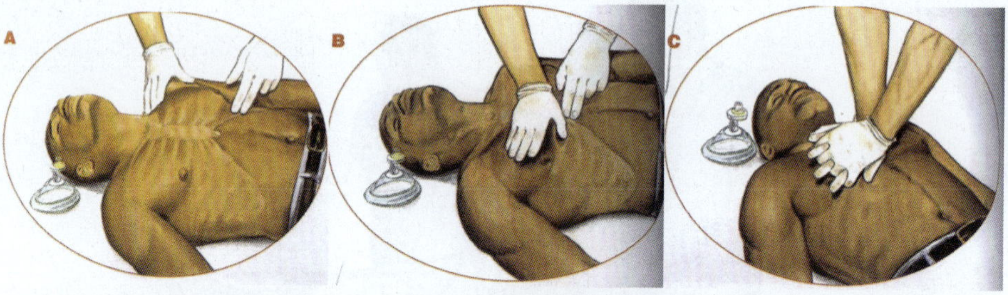

图2–1–5 胸外心脏按压部位

胸外心脏按压幅度:胸骨下陷深度至少5 cm(约25~30 kg力量)。

胸外心脏按压频率:成人胸外心脏按压频率大于100次/min。

实操:以方法2定位,双肩前倾在患者胸部正上方,腰挺直,以髋关节为支点,用整个上半身的重量垂直下压,双手掌根重叠,手指互扣翘起,以掌根按压,手臂要挺直,使用手臂与地面垂直。向下按压与向上放松的时间相等,手掌根部始终紧贴胸壁,胸廓回复不离位。按压时最好数两位数,如01,02,03…29,30(见图2–1–6)。

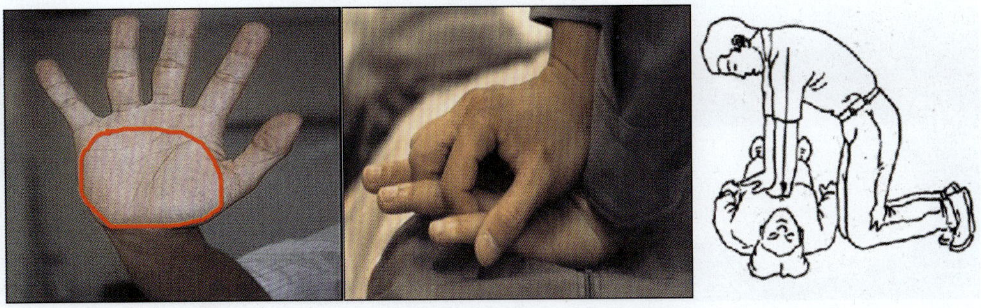

图2-1-6 胸外心脏按压方法

(三)人工呼吸

1. 开放气道

检查口腔是否有异物,如口腔内有异物或呕吐物,应立即将其清除并取出异物。

开放气道手法有如下:1.仰头抬颏法;2.仰头抬颈法;3.双手抬颌法。采用仰头抬颏法进行实操(见图2-1-7)。

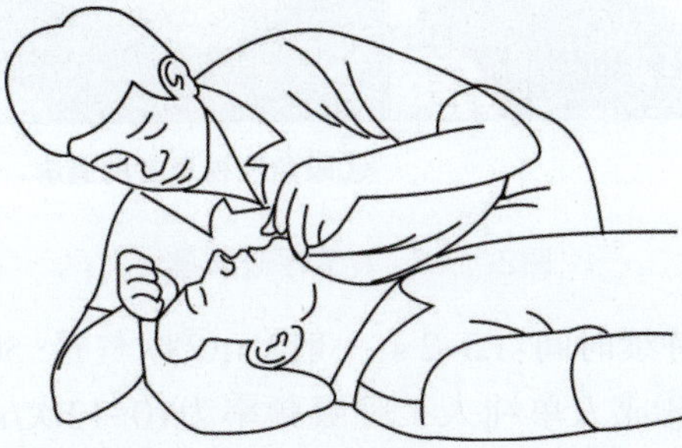

图2-1-7 仰头抬颏法

实操:左手拇指顶上牙槽,食指顶住下牙槽,打开口腔,观察有无异物,如有用右手抠出。左手掌小鱼际(小拇指侧)置于患者前额,下压使其头部后仰,另一手的食指和中指置于靠近颏部的下颌骨下方,将颏部向前抬起,帮助头部后仰,气道开放。

2. 人工呼吸

开放气道后,应立即给予人工呼吸2次。人工呼吸方法有:①口对口呼吸;②口对鼻呼吸;③口对口鼻呼吸。掌握口对口呼吸方法。

实操:开放气道后,应立即给予人工呼吸2次。保持开放气道手法,用压住额头的手以拇指和食指捏住患者鼻孔,张口罩紧患者口唇吹气,吹气后松开鼻翼,离开嘴,头转向前,眼角注视患者的胸廓,胸廓膨起为有效。待胸廓下降,吹第二口气。人工呼吸后立即胸外心脏按压。开放气道和2次人工呼吸时间应少于10 s(见图2-1-8)。

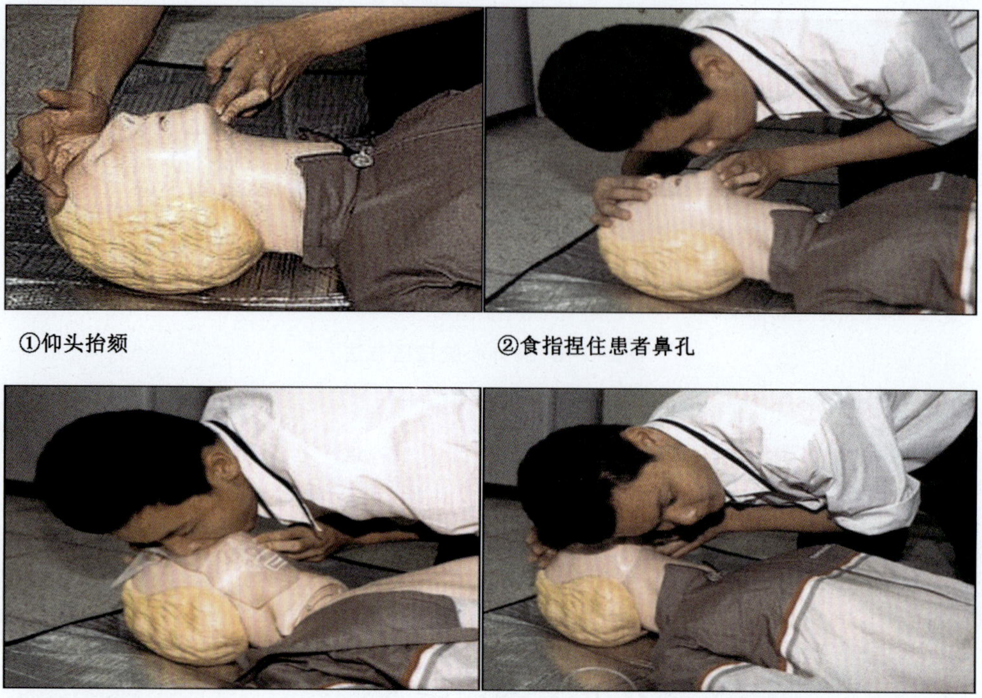

①仰头抬颏　②食指捏住患者鼻孔　③张口罩紧患者口唇吹气　④眼角注视患者的胸廓，胸廓膨起为有效

图2-1-8 人工呼吸步骤

注意事项：①每次吹气持续时间：1.5~2 s，一般2 s；②吹气量：500~600 mL(6~7 mL/kg)，大于1 200 mL可造成胃充气；③成人单纯人工呼吸频率为10~12次/min。

(四)判断心肺复苏术的效果

1. 按压通气比和周期

一般来说，胸外心脏按压和人工呼吸按顺序进行，成人胸外心脏按压与人工呼吸比例为30:2，即胸外心脏按压30次后给予2次人工呼吸。目前国际上通用一个周期为5个循环，每个循环包括胸外心脏按压30次和2次人工呼吸。

实操：按剑突上缘两横指定位，胸外心脏按压30次，人工呼吸2次，共完成5个循环。

2. 判断心肺复苏术的效果(10 s内)

心肺复苏术有效指征：

(1)昏迷程度变浅，出现各种反射。

(2)肢体出现无意识挣扎动作、呻吟等。

(3)自主呼吸逐渐恢复。

(4)触摸到规律的颈动脉搏动。

(5)面色转红润。

(6)双侧瞳孔缩小，对光反射恢复。

(7)心电图证实恢复窦性心律。

实操：一手按前额，一手食指及中指按压观察颈动脉。同时将耳部靠近病人口鼻处，眼望患者胸廓有无起伏，耳听有无呼吸音，面部感觉有无呼出气流，观察瞳孔、口唇。汇报"患者昏迷变浅，自主呼吸恢复，触摸到颈动脉搏动，瞳孔缩小，口唇转红润，心肺复苏成功。操作完毕！"，收拾好患者衣物，等候指令。

三 单人徒手心肺复苏术训练

抢救者位于伤病人右侧肩部，两腿自然分开，跪于该侧水平位置，操作时尽量减少来回移动。具体步骤如下：

环境安全→判断意识→呼叫→摆体位→判断心跳、呼吸→胸外心脏按压30次→取异物、开放气道→人工呼吸两次→胸外心脏按压30次→人工呼吸两次→共5个循环→判断心肺复苏术的效果，结束。

四 双人徒手心肺复苏术训练

抢救者甲位于伤病人右侧肩部，两腿自然分开，跪于该侧水平位置，以胸外心脏按压为主；抢救者乙位于伤病人头部水平，以行人工呼吸为主。具体步骤如下：

(甲)环境安全→(甲)判断意识→(甲)呼叫(乙)→(乙)打电话→(甲)摆体位→(甲)判断心跳、呼吸→(甲)胸外心脏按压30次→(乙)取异物、开放气道→人工呼吸两次→(甲)胸外心脏按压30次→(乙)人工呼吸两次→共5个循环→(甲)判断心肺复苏术的效果，结束(见图2-1-9)。

甲如疲劳，每周期结束时，由甲提出，甲乙换位，换位时间小于5 s。

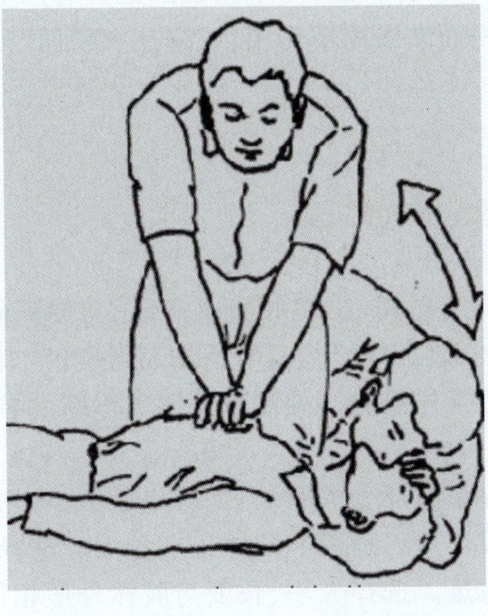

图2-1-9 双人徒手心肺复苏术训练

科目二 骨折小夹板固定术

适用于四肢闭合性骨折。小夹板固定能有效地防止再移位，能在固定期内及时进行关节功能锻炼，不妨碍肌肉收缩，利于骨折愈合。小夹板固定具有固定结实、骨折愈合快、功能恢复好的优点。但可因绑扎太松而失去固定作用，或绑扎太紧而产生压迫性溃疡、缺血性肌肉挛缩，甚至肢体坏疽等。

一 骨折小夹板固定术操作

（一）骨折的判断和小夹板固定术前的准备

1. 骨折的判断

根据外伤史，受伤局部疼痛与压痛、出现肿胀及瘀斑、功能障碍等临床表现，需考虑有骨折可能。检查时如发现受伤的部位有畸形、反常活动、骨擦音或骨擦感三者之一即可诊断骨折。如怀疑骨折而无法确诊，须先按骨折处理以待明确诊断后再进一步治疗。

2. 小夹板固定术前的准备

进行小夹板固定前，先去除患肢部位的服装。如难以脱去，可用剪刀剪去。去除手表、戒指等物品，以防肢体肿胀后形成环形压迫影响肢体远端血液运输导致远端缺血坏死。脱去鞋袜、手套以便观察患肢末梢血运。选择大小、长度与肢体外形相仿的4~5块夹板备用。

（二）骨折小夹板固定操作

先在患肢表面松松缠绕几卷绷带，以减轻肿胀。注意夹板不能直接放置在皮肤上。在骨头突起的部位要放置软敷料，以防止夹板压迫皮肤导致皮肤坏死或压疮的发生。将选择好的夹板安置于肢体的相应部位，使之紧贴皮肤，然后外面捆四或五道布带将夹板固定。捆绑的松紧度以布带可上下移动1 cm为准。

二 骨折固定术的术后观察

骨折固定后，需密切观察患肢有无疼痛、麻木感，皮肤有无青紫、水疱、肿胀，如有，说明夹板捆绑过紧，需及时调整捆绑的松紧度；否则易导致肢体缺血坏死。如有必要，需重新包扎。固定3周内，每日观察固定情况，过紧松之，过松紧之。

科目三

脊柱损伤的搬运

一 脊柱损伤的搬运方法和适用范围

（一）脊柱损伤的搬运适用范围

所有怀疑有脊柱损伤的患者都适用脊柱损伤的搬运方法。

（二）脊柱损伤的搬运方法

急救和搬运不当可使脊髓损伤平面上升或由不完全损伤变为完全性脊髓损伤。搬动时病人要躺在硬板床上一起搬（见图2-3-1）。搬动中要观察呼吸道是否阻塞并及时排除，并检查呼吸、心率和血压等变化并予以纠正。

①用木板或平板担架搬运。如用帆布担架，可使伤员俯卧。但颈部损伤以及有呼吸困难者，不可俯卧。

②先使伤员两下肢伸直，两上肢也伸直放于身旁。木板放在伤员一侧，两至三人扶伤员躯干、骨盆、肢体使成一整体，平移至木板上。整个过程动作要协调统一、轻柔稳妥，保证伤员躯体平起平落，防止躯干扭转或屈曲。禁用搂抱或一人抬头、一人抬脚的方法。然后用沙袋放在伤员躯体两侧，或用布条分道将躯体和担架捆绑在一起，以防搬运途中躯体摆动。

③对颈椎损伤的伤员，要由专人托住头部，并沿纵轴略加牵引，与躯干一致姿势下搬动。或由伤员自己双手托住头部，缓慢搬移。严禁随便强行搬动头部。躺到木板上后，用沙袋或折好的衣物放在颈的两侧加以固定。

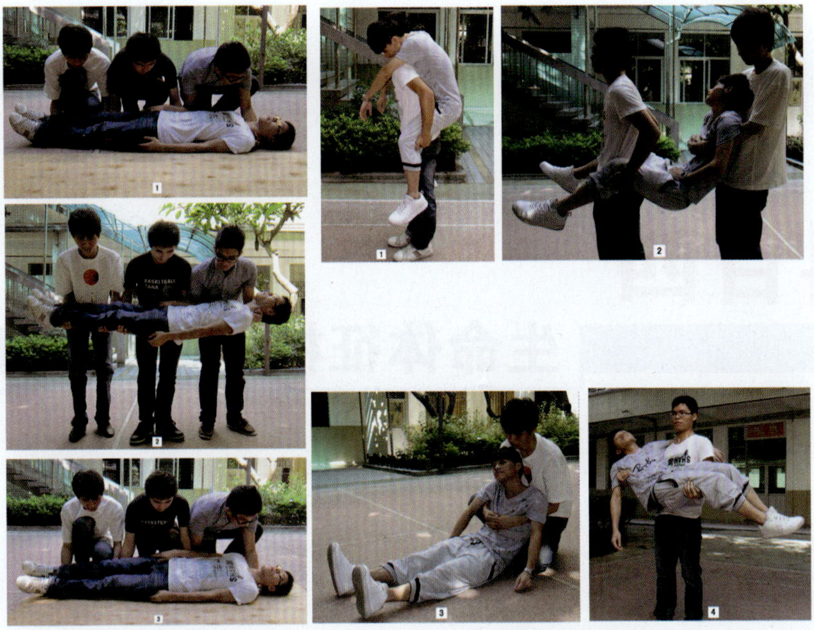

脊柱的正确搬运方法　　不正确的脊柱搬运方法

图2-3-1 脊柱损伤的正确搬运方法

二 脊柱损伤搬运注意事项

(1)必须用硬板(如木板或床板)搬运伤员。

(2)搬运过程中严格防止躯干扭转或屈曲。

(3)禁用搂抱或一人抬头、一人抬脚的方法。对颈椎损伤的伤员,严禁随便强行搬动头部。

(4)搬运过程中,要将病人与硬板相互固定,以防止搬运时患者发生移动。

科目四

生命体征检查(血压、瞳孔)

一 测量血压(上肢测量法)

(一)操作前准备

1.操作者洗手,做好病人解释工作。

2.物品准备:血压计、听诊器、记录本、笔。

(二)操作方法

(1)检查血压计,协助患者采取适当体位,保持血压计"0"点、肱动脉与心脏应处同一水平。

(2)系缚血压计袖带于肘关节上方,松紧以能放一指为宜,袖带下缘距肘窝2~3 cm。

(3)戴上听诊器,把听诊器膜面放在肘关节肱动脉处并固定,缓慢打气,打气加压至动脉搏动音消失后再升高20~30 mmHg,放气使水银缓慢下降。

(4)当从听诊器上听到第一次搏动,水银柱上所示刻度为收缩压,继续放气,到搏动音突然变弱或消失,此时所示的刻度为舒张压。

(5)操作完成后把血压计向贮汞瓶侧倾斜大于45°,待水银完全回流后关小开关,整理用物。

(6)记录测量结果(见图2-4-1)。

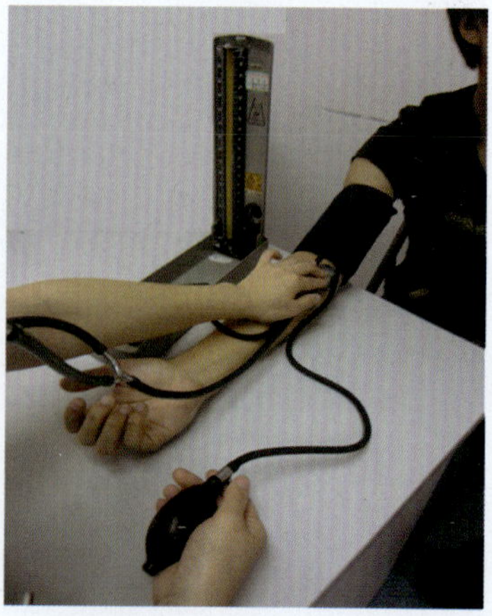

图2-4-1 测量血压